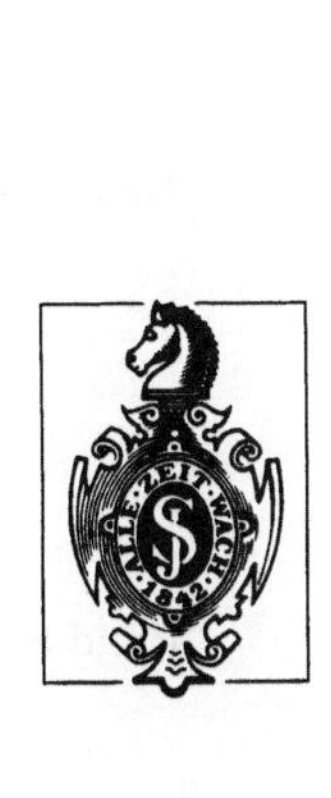

Monographien aus dem
Gesamtgebiete der Psychiatrie

67

Herausgegeben von
H. Hippius, München · W. Janzarik, Heidelberg
C. Müller, Onnens (VD)

Margot Albus

Biologische Korrelate der Angst bei psychiatrischen Erkrankungen

Mit 10 Abbildungen und 29 Tabellen

Springer-Verlag
Berlin Heidelberg New York
London Paris Tokyo
Hong Kong Barcelona
Budapest

Priv.-Doz. Dr. Dr. med. Margot Albus
Bezirkskrankenhaus Haar, Postfach 1111
W-8013 Haar, Bundesrepublik Deutschland

ISBN-13:978-3-642-84573-4

Die Deutsche Bibliothek-CIP-Einheitsaufnahme
Albus, Margot: Biologische Korrelate der Angst bei psychiatrischen Erkrankungen /
Margot Albus. - Berlin ; Heidelberg ; New York ; London ; Paris ; Tokyo ; Hong Kong ;
Barcelona ; Budapest : Springer, 1991
  (Monographien aus dem Gesamtgebiete der Psychiatrie ; 67)
  ISBN-13:978-3-642-84573-4   e-ISBN-13:978-3-642-84572-7
  DOI: 10.1007/978-3-642-84572-7

NE: GT

Satz: Reproduktionsfertige Vorlage vom Autor
25/3130-543210 – Gedruckt auf säurefreiem Papier

Vorwort

Ziel biologisch orientierter Forschung im Bereich der Psychiatrie ist es, durch die Untersuchung biochemischer und physiologischer Parameter Veränderungen in unterschiedlichen Systemen zu erfassen, die als ätiologiespezifisch bzw. pathophysiologisch relevant für definierte psychiatrische Erkrankungen angesehen werden können. Daß dieses Ziel bisher nur in Ansätzen erreicht worden ist, liegt sowohl an der Komplexität psychiatrischer Krankheitsbilder als auch an der Vielzahl unspezifischer intervenierender Variablen, die biochemische und physiologische Reaktionsmuster beeinflussen. In der vorliegenden Arbeit wurde versucht, intervenierende Variablen in ihren Auswirkungen auf biologische Korrelate des sowohl krankheitsspezifischen als auch diagnoseübergreifenden Syndroms "Angst" zu erfassen, um im weiteren durch Kontrolle dieser unspezifischen Einflußgrößen Aussagen über pathophysiologisch relevante Veränderungen einzelner Reaktionssysteme zu ermöglichen. Der in einer sequentiellen Untersuchungsstrategie erbrachte Nachweis von intervenierenden Variablen wie Art der Belastungssituation, Untersuchungsdesign und Instruktion und deren Effekte sowohl auf die Ausgangswerte als auch Reaktionsverläufe physiologischer und biochemischer Parameter belegt die Notwendigkeit, bei der Formulierung biologischer Angstmodelle auch psychologische Variablen zu integrieren. In diesem Zusammenhang ist diese Arbeit zu sehen.

Die Planung, Durchführung und Auswertung der in dieser Monographie dargestellten Studien ist nur durch die Mitwirkung vieler zustandegekommen. Zu danken habe ich Herrn Prof. H. Hippius, der es mir ermöglichte, an seiner Klinik wissenschaftlich zu arbeiten. Während meines Forschungsaufenthaltes am National Institute of Mental Health, Bethesda USA, erhielt ich wertvolle Anregungen und Unterstützung von Theodore Zahn, Ph. D., David Pickar, M.D. und Alan Breier, M.D. Des weiteren möchte ich denen danken, die an diesen Untersuchungen mitgearbeitet haben, Prof. Müller-Spahn, Dr. H. Bürke, Fr. Dr. U. Münch, Dr. S. Braune und Dr. T. Höhn. Für die Manuskriptgestaltung danke ich besonders Frau K. Stolze. Vor allem jedoch gilt mein Dank all den Patienten, die bereit waren, an diesen Untersuchungen teilzunehmen.

München, im Juni 1991   Margot Albus

Inhaltsverzeichnis

VIII

1 Einleitung

Die biologisch orientierte Forschung im Bereich der Psychiatrie ist im wesentlichen mit dem Problem konfrontiert, daß biochemische und physiologische Maße nicht spezifisch für eine bestimmte psychiatrische Erkrankung sind. Dies läßt sich auf folgende Gründe zurückführen:

1. Ein zu einem definierten Zeitpunkt in einer definierten Situation erhobener Meßwert ist Resultante des Zusammenwirkens von Situation und Individuum mit individueller Lern- und Krankheitsgeschichte.

2. Häufig besteht lediglich eine geringe Kovariation zwischen biochemischer bzw. physiologischer und Verhaltens- bzw. subjektiv-verbaler Ebene.

3. In früheren psychophysiologischen Untersuchungen unserer Arbeitsgruppe an gesunden Kontrollpersonen konnte gezeigt werden, daß unterschiedlich strukturierte Situationen spezifische autonome Reaktionsmuster hervorrufen können. Neben dieser Situationsspezifität sind individualspezifische Reaktionsmuster, d.h. Tendenz eines Individuums, auf unterschiedliche Situationen mit ähnlichen autonomen Reaktionsmustern zu reagieren, nachgewiesen (LACEY 1967; ENGEL und BICKFORD, 1961; ALBUS, 1977, 1984; ACKENHEIL et al., 1984).

4. Die unzureichende Konstanz physiologischer (FÖRSTER, 1985; ZAHN, 1986b; ROBINSON et al., 1987) und biochemischer (LINNOILA et al., 1983; LAKE und ZIEGLER, 1985) Reaktionsmaße erschweren eine Generalisierung von an einmaligen Meßzeitpunkten erhobenen Befunden.

Eine erhöhte Aktivität des noradrenergen Systems wird als zugrundeliegende Funktionsstörung bei Angstsyndromen postuliert (CHARNEY et al., 1984, 1987). Eine Überaktivität des noradrenergen Systems wird jedoch auch als eine der Schizophrenie zugrundeliegende neurochemische Störung angenommen (MELTZER und STAHL, 1976; ANGRIST und ROTROSEN, 1981; GARVER et al., 1984). Streßuntersuchungen weisen wiederum darauf hin, daß Adrenalin bei psychischen Belastungen, Noradrenalin während physischer Belastungssituationen einen stärkeren Sekretionsanstieg aufweisen (DIMSDALE und MOSS, 1980; FRANKENHAEUSER et al., 1980).

Ähnlich diagnoseübergreifend sind die Befunde in Hinblick auf die elektrodermale Aktivität (EDA), dem am meisten untersuchten physiologischen Indikator der Aktivität des sympathischen Nervensystems (SNS) : Langsamere Habituierung der Hautleitreaktion (HLR) wird sowohl für schizophrene als auch Angstpatienten berichtet (ZAHN, 1986 b).

2

Insgesamt sind die teilweise widersprüchlichen, in jedem Fall nicht nosologie-
spezifischen Befunde auf häufig unzureichende Berücksichtigung folgender Fehler-
quellen zurückzuführen:

1. Ungenügende Berücksichtigung von Medikamenteneffekten

2. Unzureichende syndromale Betrachtungsebene, unzureichende diagnostische Spezifizierung,

3. Unzureichende Berücksichtigung der Faktoren, die sowohl Ausgangs- als auch
   Reaktionswerte beeinflussen wie Erwartungshaltung, Adaptation, Strukturierung
   der experimentellen Situation

4. Unzureichende Befunderhebung auf Verhaltens- und subjektiv-verbaler Ebene.

Schließlich ist noch anzumerken, daß viele postulierte Hypothesen auf Ergebnissen
tierexperimenteller und pharmakologischer Untersuchungen beruhen, wobei deren
Übertragbarkeit auf den Menschen problematisch erscheint.

In den im folgenden dargestellten Kapiteln, die die Ergebnisse einer sequentiellen
Untersuchungsstrategie sind, wurde versucht, unter Berücksichtigung der oben angeführten methodologischen Kritikpunkte biochemische, physiologische und subjektiv-verbale Reaktionssysteme sowohl bei gesunden Probanden als auch bei psychiatrischen Patienten hinsichtlich ihrer Realibilität und Spezifität zu untersuchen.

1.1 Gliederung der Fragestellungen
und empirischen Untersuchungen der folgenden Kapitel

In **Kapitel 2** wird überprüft, ob nach einem biochemischen Kriterium ausgewählte
schizophrene Patienten (Patienten, die unter neuroleptischer Medikation erhöhte
periphere adrenerge Aktivität aufweisen und Patienten mit niedriger peripherer
adrenerger Aktivität unter Neuroleptika) Unterschiede im psychopathologischen
Befund aufweisen und unterschiedlich auf Absetzen der Medikation reagieren. Hierbei
wird vor allem dem Einfluß diagnoseübergreifender Variablen wie Angst auf die
adrenerge Aktivität nachgegangen.

In **Kapitel 3** wird untersucht, welche unterschiedlichen Effekte auf subjektiv-
verbaler, physiologischer und biochemischer Ebene die Gabe einer anxiogenen
Substanz (Yohimbin) bei Angstpatienten und Kontrollpersonen hervorruft. Hierbei
interessiert vor allem, wie spezifisch die anxiogenen Effekte von Yohimbin sind, des
weiteren, wie sich Instruktion, experimentelle Bedingungen und medikamentöse
Therapie auswirken.

Kapitel 4 geht der Frage nach, wie sich Angstpatienten hinsichtlich ihres
Ausgangsniveaus sowie ihrer Reaktion auf externe Belastungssituationen von gesunden Kontrollen unterscheiden. Hierbei werden vor allem die Auswirkungen von

unterschiedlich strukturierten Stressoren auf die Ausgangs- und Reaktionswerte im Versuchsablauf berücksichtigt.

Kapitel 5 faßt die Ergebnisse der Untersuchungsreihe zusammen.

Bei den von uns untersuchten psychiatrischen Patientengruppen (schizophrene und Angstpatienten) wurde von einer Reihe von Arbeitsgruppen gesteigerte bzw. reduzierte Aktivität des sympathischen Nervensystems, die wiederum auf Funktionsstörungen im zentralen noradrenergen System zurückgeführt wird, postuliert.

Daher lag es nahe, jene physiologischen und biochemischen Parameter zu untersuchen, die periphere Indikatoren von zentral regulierter adrenerger Aktivität sind. Im folgenden soll nun ein Überblick über Lokalisation, Funktion und Bedeutung der in den einzelnen Untersuchungen erfaßten biochemischen und physiologischen Parametern gegeben werden.

1.2 Biochemische Parameter

1.2.1 Noradrenalin (NA)

Neurone, die Noradrenalin synthetisieren, sind begrenzt auf die lateralen und medullären tegmentalen Regionen. Von diesen 6 noradrenergen Zellgruppen (A1, A2, A4 - A7) enthält der Locus coeruleus (A6), der am Boden des IV. Ventrikels liegt, ca. 50% der noradrenergen Neurone im Gehirn (SWANSON, 1976). Seine Efferenzen bilden den wichtigsten aszendierenden Trakt, das dorsale noradrenerge Bündel (DNAB). DNAB wiederum aszendiert zum Hypothalamus, zur Septalregion, zum Cingulum und zum Corpus callosum (ROBBINS, 1984). Die deszendierenden Efferenzen des Locus coeruleus (LC) gelangen über den Nucleus dorsalis N. vagi ins Rückenmark, wo sie im Vorderhorn und im basalen Teil des Hinterhorns in den präganglionären Neuronen enden. Die Umschaltung zum postganglionären Neuron erfolgt im sympathischen Grenzstrang, der parallel zum Rückenmark verläuft. In diesen autonomen Ganglien haben die peripheren sympathischen Nerven ihren Ursprung. Diese setzen Noradrenalin als Neurotransmitter frei, während die präganglionären Neurone Acetylcholin als Transmitter freisetzen. Das im Plasma gemessene Noradrenalin repräsentiert fast ausschließlich den Anteil, der von den postganglionären sympathischen Nervenendigungen freigesetzt wird und aus dem synaptischen Spalt ins Blut diffundiert. Der Großteil des sezernierten Noradrenalins wird durch aktive Wiederaufnahme über die präsynaptische Membran inaktiviert und hat eine Halbwertszeit von 2 - 2,5 Minuten (WALLIN et al., 1981). Die präganglionären Neurone werden von einer Vielfalt zentraler Efferenzen und peripherer Afferenzen beeinflußt. Da über die Aktivität der präganglionären Neurone wiederum die peripheren sympathischen Nerven beeinflußt werden, sind Plasmaspiegel von Noradrenalin, obwohl ausschließlich peripheren Ursprungs, nützliche Indikatoren von sympathischer neuronaler Aktivität.

1.2.2 Adrenalin (A)

Im ZNS wurden Adrenalin enthaltende Neurone in der Formatio reticularis und der Medulla oblongata lokalisiert. Diese Neurone sind offensichtlich in enger Beziehung zu den noradrenergen Neuronenverbänden (HÖKFELT et al., 1974). Da der Hypothalamus und einige Kerne im limbischen System relativ dicht mit Adrenalin enthaltenden Neuronen innerviert sind, des weiteren bei Ratten nach Streßexposition ausgeprägte Veränderungen in einigen hypothalamischen Kernen gefunden wurden (KYETNANSKY et al., 1979; FEUERSTEIN et al., 1981), scheint das zentrale Adrenalinsystem ebenso in der Kontrolle autonomer und komplexer Verhaltensmuster involviert zu sein. Peripher wird Adrenalin ausschließlich im Nebennierenmark sezerniert (BLESSING et al., 1982). Daher gilt Adrenalin im engeren Sinne nicht als synaptischer Neurotransmitter. Das Nebennierenmark enthält zu 80% Adrenalin, zu 20% Noradrenalin enthaltende Neurone. Das Nebennierenmark wiederum steht unter dem Einfluß postganglionärer sympathischer Nerven. Überträgerstoff im Nebennierenmark ist, wie bei allen präganglionären Nervenendigungen, Acetylcholin (ACh), das an der postsynaptischen Membran A und NA freisetzt. Unter Ruhebedingungen ist die Noradrenalinexkretion ungefähr 4- bis 5mal größer als die Adrenalinexkretion. Plasmawerte von Adrenalin spiegeln vorwiegend die Aktivierung des Nebennierenmarks wider und geben Aufschluß über die adrenomedulläre Komponente des peripheren sympathischen Nervensystems (SNS).

1.2.3 Cortisol (CORT)

Dieser Parameter ist ein peripher meßbarer Indikator der Funktion der Hypothalamus-Hypophysen-Nebennierenrinden(HHNNR)-achse. Das kortikotrope Releasing-Hormon (CRF) wird hauptsächlich aus der Eminentia mediana und im Nucleus paraventricularis des Hypothalamus sezerniert (PALKOVITS et al., 1985). Der Hypothalamus wiederum erhält inhibitorische Einflüsse vom Septum, Hippocampus und den Amygdalakernen. CRF ist der potenteste Stimulator für die Freisetzung von ACTH aus der Hypophyse (MAKARA, 1985). Zusätzlich wird die basale ACTH-Sekretion über noradrenerge (CZERNIK und KLECSIEK, 1980) und serotonerge Neurone (LAAKMANN, 1980) moduliert. ACTH wiederum stimuliert die Cortisolsekretion in der Nebennierenrinde. Cortisolkonzentrationen im Plasma ist der am häufigsten verwendete periphere Parameter, der Aufschluß über die adrenokortikale Sekretionsaktivität der HHNNR-Achse gibt.

1.3 Physiologische Parameter

1.3.1 Kardiovaskuläre Parameter: Herzfrequenz (HFQ) und Blutdruck (RR)

An der Regelung von Blutdruck und Herzfrequenz sind neokortikale Areale, vor allem im Bereich der motorischen und prämotorischen Felder und hypothalamische Zentren, die über die medullären Kreislaufzentren zu den peripheren Effektoren verlaufen, beteiligt (LAKE et al., 1981; FUXE et al., 1982). Bei Erregung der sympathischen medullären Kreislaufzentren wird vermehrt Adrenalin und Noradrenalin freigesetzt. Noradrenalin wirkt auf Alpha- und Beta1-Rezeptoren, Adrenalin sowohl auf Alpha-, Beta1 als auch Beta2-Rezeptoren. Im Blut zirkulierendes Noradrenalin verursacht Vasokonstriktion und Herzfrequenzerhöhung. Dementsprechend steigt der arterielle Druck an. Die Adrenalinwirkungen auf Blutgefäße können je nach Verhältnis von Alpha- und Beta-Rezeptoren in den Gefäßen konstriktorisch oder dilatatorisch sein. Durch die Adrenalinwirkung auf den Beta1-Rezeptor sind ebenso Herzkraft- und Herzfrequenzsteigerung zu verzeichnen (JÄNIG, 1980). Die duale Innervation des Herzens über die Äste des Nervus vagus und des Sympathikus ist sowohl synergistisch als auch antagonistisch. Die Schlagfrequenz wird durch die zum Sinusknoten laufenden Fasern des Nervus vagus vermindert, durch die des Sympathikus erhöht. Sowohl hinsichtlich der Ruhewerte als auch Zunahme bzw. Abnahme der Herzfrequenz ist die vagale Kontrolle dominierend, d.h. eine Zunahme der Herzfrequenz über Freisetzung von Noradrenalin und Adrenalin ist nur bei gleichzeitiger Abnahme der vagalen Inhibition möglich. Erhöhte Basiswerte der HFQ können daher sowohl durch erhöhte sympathische Aktivität als auch durch erniedrigte parasympathische bedingt sein, Blutdruckwerte sind von der Höhe der NA- bzw. A-Sekretion abhängig.

1.3.2 Elektrodermale Aktivität (EDA): Hautleitwert (HLW) und Hautleitreaktion (HLR)

Hautelektrische Phänomene sind die am längsten bekannten und am häufigsten untersuchten psychophysiologischen Biosignale. In der vorliegenden Untersuchung wurden folgende Leitfähigkeitsmaße verwendet: der Hautleitwert (HLW) für die tonische elektrodermale Aktivität, die Hautleitwertsreaktion (HLR) für die phasischen, schnellen Leitwertänderungen. Diese so erfaßten Biosignale spiegeln die ekkrine Schweißdrüsenaktivität der Haut wider. Die Innervation der ekkrinen Schweißdrüßen erfolgt über den sympathischen Anteil des autonomen Nervensystems. Im Gegensatz zu den peripheren sympathischen Nervenendigungen ist die postganglionäre Synapse cholinerg, d.h. die Erregungsübertragung erfolgt über Acetylcholin (ACh) und nicht NA als Neurotransmitter. Bei psychophysiologischen Untersuchungen spielt der thermoregulatorische Aspekt der ekkrinen Schweißdrüsen eine vernachlässigbare

Rolle, da dieser im Regelfall erst bei Temperaturen über 30° C relevant wird (VENABLES und CHRISTIE, 1973).

Entscheidend für die Bedeutung der elektrodermalen Aktivität in psychophysiologischen Untersuchungen ist der bereits 1967 von WILCOTT nachgewiesene Zusammenhang zwischen psychischer Stimulation und Zunahme der Sekretionsaktivität der ekkrinen Drüsen. Deren Sekretion wiederum unterliegt dem Einfluß übergeordneter Zentren, die hierarchisch angeordnet sind. Der Nachweis übergeordneter Regulationssysteme entstammt größtenteils Tierexperimenten: Strukturen im limbischen System (Hippocampus, Fornix und Amygdalae), der ventromedialen retikulären Formation wirken inhibitorisch auf die spinalen, die Schweißsekretion kontrollierenden sympathischen Neuronen (WANG und BROWN, 1956; BLOCH und BONVALET, 1960). Die präganglionären Neurone zur Schweißsekretionsregulation befinden sich in den anterolateralen und dorsolateralen Quadranten des Rückenmarks in Höhe des oberen Brustmarks für die Arme, am thorakolumbalen Übergang für die Beine. Diese Rückenmarkszentren sind strukturell nicht miteinander verbunden und werden durch Impulse aus übergeordneten Zentren zu synchronisierten Entladungen an alle 4 Extremitäten aktiviert (LADPLI, 1962). Die EDA gibt Auskunft über die v.a. vom limbischen System und der Formatio reticularis regulierte Aktivierung des sympathischen Nervensystems (SNS). Auf-grund ihres Ansprechens auf eine Vielzahl externer und interner Reize gilt sie als Parameter für relativ unspezifische Orientierungsreaktionen.

2 Untersuchung an chronisch schizophrenen Patienten

2.1 Einleitung

2.1.1 Biologische Schizophreniehypothesen

Die Dopamin-Hypothese der Schizophrenie (MELTZER und STAHL, 1976) ist bisher die am besten belegte biologische Hypothese zur Erklärung eines der Erkrankung zugrundeliegenden neurochemischen Defekts. Schizophrenie wird in Zusammenhang mit einer relativen Überaktivität dopaminerger neuronaler Aktivität gesehen. Dopaminerge Überaktivität wurde indirekt aus Medikamenteneffekten gefolgert: Medikamente wie Phenothiazine oder Butyrophenone, die die Dopaminaktivität vermindern, wirken antipsychotisch (CARLSSON und LINDQUIST, 1963); Substanzen wie Amphetamine, die die Dopaminaktivität erhöhen, sind Psychotomimetika (SNYDER, 1975). Klinische Beobachtungen ebenso wie Medikamenteneffekte weisen jedoch darauf hin, daß weitere Transmittersysteme für die Pathophysiologie der Schizophrenie von Bedeutung sind: Dopamin-Rezeptor-Blockade durch Neuroleptika (NL) verbessert zwar zufriedenstellend vorwiegend produktive Symptomatik wie Halluzinationen, Wahn und Denkstörungen. NL sind jedoch nur von geringer Effektivität bei Negativsymptomen wie Anergie und Affektverarmung (ANGRIST und ROTROSEN, 1981; CROW, 1982; GARVER et al., 1984).

Aufgrund pharmakologischer Befunde richtete sich das Interesse auch auf das noradrenerge System: PEROUTKA et al. (1977) und PEROUTKA und SNYDER (1980) zeigten, daß die meisten Neuroleptika hinsichtlich der Blockade von Alpha-Rezeptor-Bindungsstellen ähnlich potent sind wie die klassischen alpha-adrenergen Antagonisten Phentolamin und Phenoxybenzamin. CREESE (1983) folgerte, daß Neuroleptika als alpha-adrenerge und dopaminerge Rezeptor-Antagonisten ungefähr äquipotent seien. Entscheidend für das Wirkungsspektrum der einzelnen Neuroleptika scheint das Verhältnis von alpha-adrenergem zu dopaminergem Rezeptor-Antagonismus: Butyrophenone, die kaum über Alpha-Rezeptoren vermittelte Hypotension und Sedierung hervorrufen, sind relativ höherpotente Dopamin-Rezeptor-Antagonisten als Promazin und Clozapin, die sedierend und hypotensiv wirken. Neben diesen pharmakologischen Befunden weisen Untersuchungen an Rezeptoren, im Liquor cerebrospinalis und im Plasma auf eine Beteiligung des noradrenergen Systems in der Pathophysiologie der Schizophrenie hin (VAN KAMMEN und ANTEL-MANN, 1984). Diese Befunde sollen nun im weiteren, soweit für die bearbeiteten Fragestellungen relevant, dargestellt werden.

2.1.2 Befunde an Alpha-Rezeptoren

Initial berichtete die Arbeitsgruppe um KAFKA (KAFKA et al., 1980) eine erhöhte
Alpha2-Rezeptorendichte an Thrombozyten, gemessen mit 3H-Dihydroergocryptin
(DHE) bei seit mindestens 2 Wochen medikamentenfreien schizophrenen und
schizoaffektiven Patienten. Dieser Befund konnte jedoch von der selben Gruppe
(KAFKA und van KAMMEN, 1983) nicht repliziert werden. In dieser Untersuchung
ergaben sich keine Unterschiede in der Dichte der Alpha-Rezeptoren im Vergleich zu
Kontrollen. BONDY et al. (1986) untersuchten 40 akut erkrankte schizophrene
Patienten ohne neuroleptische Vorbehandlung und fanden bei paranoid-schizophrenen
und schizoaffektiven Patienten eine verminderte Alpha2-Rezeptorendichte an Thrombozyten. RICE et al. (1984) untersuchten 10 chronisch schizophrene Männer, die
mindestens 2 Wochen medikamentenfrei waren und fanden lediglich mit 3H-Yohim-
bin, jedoch nicht mit 3H-Clonidin als Liganden eine geringere Alpha2-Rezepto-
rendichte an Thrombozyten. Gleichzeitig berichteten die Autoren eine erhöhte Affinität, ein Befund der im Gegensatz zu KAFKA et al. (1980) und BONDY et al. (1986)
steht.

Die bisher vorliegenden Befunde zur Dichte und Affinität von Alpha2-Rezeptoren
sind somit widersprüchlich. Zum Teil kann dies durch die Verwendung unterschiedlicher Liganden (3H-DHE, 3H-Yohimbin, 3H-Clonidin) bedingt sein. Gravierender
scheinen jedoch methodologische Probleme wie Unterschiede in den diagnostischen
Untergruppen, in der Geschlechtsverteilung sowie Unterschiede hinsichtlich neuroleptischer Vorbehandlung bzw. Absetzdauer. Prinzipiell, und dies gilt auch für die im
weiteren referierten Plasmabefunde, ist nach wie vor ungeklärt, inwiefern peripher
gemessene Veränderungen Funktionsstörungen im ZNS widerspiegeln. HAMIL-
TON et al. (1985) fanden keine Korrelation zwischen peripherer Alpha2-Rezepto-
rendichte und Affinität an Thrombozyten und Dichte und Affinität von Alpha2-Re-
zeptoren im ZNS. Während somit davon ausgegangen werden muß, daß an Thrombo-
zytenrezeptoren erhobene Befunde nur periphere Funktionsänderungen widerspiegeln,
sind die im Liquor gemessenen Konzentrationen von NA und seinem Hauptmetaboliten 3-Methoxy-4-Hydroxyphenyläthylenglykol (MHPG) zentralen Ursprungs. NA-
Konzentrationen im Liquor werden kaum durch Veränderungen der NA-Plasmakonzentration beeinflußt, da NA die Blut-Hirn-Schranke nicht passieren kann (ZIEGLER
et al., 1977; LAKE und ZIEGLER, 1985).

2.1.3 Befunde von NA- und MHPG-Konzentrationen
im Liquor cerebrospinalis

GOMES et al. (1980) berichteten bei chronisch schizophrenen Patienten unter
Neuroleptika-Medikation, nicht jedoch bei akut erkrankten schizophrenen Patienten,
die allerdings nur zum Teil neuroleptisch behandelt waren, über erhöhte
Noradrenalinspiegel im Liquor. LAKE et al. (1980) und KEMALI et al. (1982)

fanden bei seit 14 Tagen medikamentenfreien Patienten eine Noradrenalinerhöhung im Liquor in der paranoiden Untergruppe im Vergleich zu undifferenzierten Schizophrenien und schizoaffektiven Patienten sowie Kontrollen. Beide Untersuchergruppen fanden keine Korrelation zwischen Höhe der Noradrenalinspiegel und psychopathologischem Befund, beide berichten eine wesentlich größere Streuung in der Patientengruppe. GATTAZ et al. (1983) konnten keine signifikante Noradrenalinerhöhung bei medikamentenfreien schizophrenen Patienten aufzeigen. Unter neuroleptischer Medikation hingegen ergaben sich signifikant erhöhte Noradrenalin- und Dopaminwerte.

Vor allem die Arbeit von GATTAZ et al. (1983) weist auf die Beeinflussung der Noradrenalinwerte im Liquor durch Neuroleptika hin. Ein weiteres Problem ist, ob zu einem einzigen Meßzeitpunkt erhobene Noradrenalinwerte mehr zustandsabhängig als krankheitsspezifisch sind. In diesem Zusammenhang ist die Arbeit von LINNOILA et al. (1983) zu erwähnen, der die Reliabilität der erhobenen NA- und MHPG-Konzentrationen durch zwei- bzw. viermalige Liquorpunktionen im Abstand von 1 - 6 Monaten bei seit mindestens 3 Wochen medikamentenfreien schizophrenen Patienten untersuchte. Hauptbefund war, daß NA- und MHPG-Konzentrationen erhebliche unsystematische intraindividuelle Variationen zu den verschiedenen Meßzeitpunkten aufwiesen, die nur zum Teil durch den Schweregrad der Erkrankung erklärbar waren.

Insgesamt weisen die Ergebnisse der Liquoruntersuchungen darauf hin, daß Medikamenteneffekte und intraindividuelle Schwankungen von NA und MHPG die Aussagekraft einmalig erhobener Befunde schmälern. Über die Konstanz der NA-Konzentration im Plasma unter konstanten medikamentösen bzw. medikamentenfreien Bedingungen liegen bisher widersprüchliche Ergebnisse vor. LAKE et al. (1984) berichteten, daß bei gesunden Kontrollpersonen die individuellen NA- und Adrenalinplasmawerte über Wochen bis Monate konstant bleiben. MÜLLER-SPAHN (1987) hingegen fand bei konstanten experimentellen Bedingungen sowohl bei gesunden Probanden und ausgeprägter noch bei schizophrenen Patienten erhebliche Schwankungen der NA-Konzentrationen im Plasma. An dieser Stelle ist darauf hinzuweisen, daß der Einfluß von Ernährung, Alter, motorischer Aktivität und Nikotingenuß auf die NA-Plasmakonzentration zu berücksichtigen ist (LAKE und ZIEGLER, 1985).

2.1.4 Untersuchungen zur NA-Konzentration im Plasma

Sowohl bei unbehandelten als auch bei seit 2 Wochen medikamentenfreien akut erkrankten paranoid-halluzinatorischen schizophrenen Patienten wurden signifikant höhere Noradrenalinwerte im Vergleich zu gesunden Kontrollen bzw. depressiven Patienten berichtet (KEMALI et al., 1982; BONDY et al., 1984). In eigenen Untersuchungen (ACKENHEIL et al., 1979; ALBUS et al., 1982 a, b) konnte gezeigt werden, daß seit mindestens 4 Wochen medikamentenfreie akut erkrankte paranoid-halluzinatorische schizophrene Patienten signifikant höhere Plasma-NA-Werte im Vergleich zu Kontrollpersonen und depressiven Patienten aufwiesen. CASTELLANI et al. (1982) fanden erhöhte NA-Plasmawerte bei undifferenzierten Schizophrenen im Stehen, nicht hingegen im Liegen. DAJAS et al. (1983) untersuchte 32 schizophrene Patienten, größtenteils unter neuroleptischer Medikation. Erneut zeigten Patienten mit paranoid-halluzinatorischen Syndromen die höchsten NA-Werte. Im Gegensatz dazu fanden LAKE et al. (1980) keine Erhöhung der Plasma-NA-Konzentration bei schizophrenen und schizoaffektiven Patienten. Während DAJAS et al. (1983) einen Zusammenhang zwischen Höhe des Noradrenalinspiegels und der Ausprägung positiver Symptome wie Halluzinationen, Wahn und Denkstörungen aufzeigen konnte, berichteten CASTELLANI et a. (1982) und BONDY et al. (1984) keine Korrelation mit dem psychopathologischen Befund.

Zusammenfassend ist zu sagen, daß die oben angeführten Befunde an Rezeptoren, im Liquor und im Plasma, auf Veränderungen im noradrenergen System bei schizophrenen Patienten im Sinne erhöhter Aktivierung hinweisen. Allerdings sind die Untersuchungsergebnisse teilweise nur eingeschränkt vergleichbar, da Effekte medikamentöser Therapie interferieren. Des weiteren erschwert die große Variabilität der Katecholaminwerte bei der in allen Untersuchungen relativ geringen Fallzahl eindeutige Interpretationen. Diese erhöhte Variabilität kann einerseits als Indikator größerer Funktionslabilität des autonomen Nervensystems bei schizophrenen Patienten gewertet werden.

Andererseits ist zu berücksichtigen, daß einmalig durchgeführte Messungen ebenso ein zustandsabhängiges Maß sind, ein Problem, auf das vor allem die Arbeitsgruppe von LINNOILA et al. (1983) hinweist. Neben Schweregrad der Erkrankung, Akuität bzw. Chronizität des Krankheitsgeschehens sind andere Einflußvariablen in Betracht zu ziehen. Bereits LAKE et al. (1980) berichteten, daß schizophrene Patienten mit ausgeprägterer Angst als Kontrollpersonen auf die Lumbalpunktion reagiert hatten. POST et al. (1975) konnte eine enge Beziehung zwischen dem Ausmaß von subjektivem Streß und Höhe der MHPG-Werte aufzeigen. STRIAN und KLICPERA (1983) fanden bei insgesamt 225 schizophrenen Patienten unterschiedlicher Subkategorien eine enge Korrelation zwischen dem Ausmaß subjektiv erlebter Angst und der Ausprägung akut psychotischer Symptome. Da die meisten Untersuchungen höhere Noradrenalinwerte bei paranoid-halluzinatorisch bzw. akut Erkrankten berichten, kann die im Regelfall in dieser Patientengruppe vorhandene stärker ausgeprägte Angst, die biochemisch sicherlich zum Teil in Zusammenhang mit dem noradrenergen System zu sehen ist (siehe Kapitel 4) Auswirkungen auf die Noradrenalinkonzentration bei schizophrenen Patienten haben.

Die bisher berichtete geringe Korrelation zwischen Noradrenalinspiegeln und psychopathologischem Befund sollte Anlaß sein, nicht einmalige Messungen, sondern mehrmalige vorzunehmen und das Hauptaugenmerk darauf zu richten, ob Veränderungen der Noradrenalinkonzentration mit Veränderungen des psychopathologischen Befundes einhergehen. Des weiteren sind die von KEMALI et al. (1982), DAJAS et al. (1983) sowie LAKE et al. (1980) verwendeten psychopathologischen

Meßinstrumente vorwiegend zur Erfassung von psychotischen Symptomen und weniger auf Erfassung von Angst angelegt. Somit kann eine mögliche Beziehung zwischen Angstausmaß und Noradrenalinkonzentration bei schizophrenen Patienten durch zur Erfassung dieses Aspekts nichtvalide Meßinstrumente übersehen worden sein. Neben diesen Einflußfaktoren kommt sicherlich der zum Zeitpunkt der Untersuchung eingenommenen Medikation eine bedeutsame Rolle zu. Im weiteren soll nun der Einfluß neuroleptischer Medikation auf das noradrenerge System näher beleuchtet werden.

2.1.5 Effekte von Neuroleptika auf das noradrenerge System

Akute Behandlung mit Pimozid, einem Butyrophenonderivat, führte zu einer Erniedrigung des zuvor über die Norm erhöhten Noradrenalinwertes im Liquor. Diese Veränderung korrelierte positiv mit einer Reduktion der psychotischen Symptomatik (STERNBERG et al., 1981; MAJ et al., 1983). Clozapin, nach den Befunden von CREESE (1983) ein Neuroleptikum mit ausgeprägtem alpha-adrenergem Antagonismus, hingegen führte bei Akutbehandlung zu einer signifikanten Erhöhung der Noradrenalinspiegel im Plasma (SARAFOFF et al., 1979). Das Ausmaß von alpha-adrenergem bzw. dopaminergem Antagonismus der jeweiligen Neuroleptika scheint dafür verantwortlich zu sein, ob Veränderungen in der Noradrenalinkonzentration bzw. in der Konzentration seines zentralen Hauptmetaboliten MHPG zu beobachten sind. Thiothixen und Sulpirid führten zu keiner MHPG-Veränderung im Liquor, Chlorpromazin und Melperon hingegen führten zu einer signifikanten MHPG-Reduktion. Hinsichtlich dieser Effekte zeigten sich Unterschiede nach 2- bzw. 4wöchiger Therapie, wobei eine längerfristige Neuroleptikatherapie ausgeprägtere Veränderungen im Katecholamin-Stoffwechsel hervorruft (CREESE et al., 1983).

Langzeitbehandlung mit NL führt zu durchgängig erhöhten NA-Plasmawerten bei chronisch schizophrenen Patienten (ALBUS et al., 1985 b, 1986 b, c, d; NABER et al., 1985; MÜLLER-SPAHN et al., 1986). Obwohl nach chronischer Neuroleptikagabe MHPG im Liquor keine Veränderungen zeigt (ZANDER et al., 1981), im Clonidintest keine signifikanten Unterschiede zu unbehandelten Patienten beschrieben wurden (MÜLLER-SPAHN et al., 1986), keine Änderungen der Alpha2-Rezeptorendichte an Thrombozyten auftreten (KAFKA und van KAMMEN, 1983), erniedrigen vor allem Neuroleptika mit ausgeprägter alpha-adrenerger Blockade die periphere Alpha2-Rezeptorsensitivität (RICE et al., 1984). Des weiteren führt chronische NL-Therapie zu einer konstanten Erhöhung der peripheren NA-Sekretion.

Nach Absetzen chronisch gegebener neuroleptischer Medikation wurde ein Abfall der Noradrenalin-Plasmawerte berichtet (ALBUS et al., 1985 b, 1986 b, c, d; NABER et al., 1985; MÜLLER-SPAHN et al., 1986). Hervorzuheben ist, daß die NA-Plasma-Konzentrationen aber auch nach 30tägigem Absetzen noch immer höher als bei altersentsprechenden gesunden Kontrollpersonen liegen (ACKENHEIL et al.,

1982). Diese Befunde sind in Übereinstimmung mit BAGDY et al. (1985), der ebenfalls nach Absetzen von Langzeitmedikation eine signifikante Verminderung der Noradrenalinkonzentration im Liquor berichtet.

Unter Berücksichtigung der vorliegenden Befunde und den damit verbundenen methodologischen Problemen sollen in der vorliegenden Studie folgende Fragen untersucht werden:

1. Welchen Einfluß haben Neuroleptika bzw. unterschiedliche Substanzklassen der NL auf die Höhe peripher gemessener NA-Sekretion?

2. Welche Beziehungen bestehen zwischen NA-Plasmawerten und psychopathologischem Befund unter NL-Therapie?

3. Unterscheiden sich Patienten, die unter chronischer neuroleptischer Therapie hohe Plasmawerte und eine ausgeprägte Sekretionserhöhung auf einen physikalischen Stressor (cold pressure) aufweisen im Vergleich zu Patienten mit niedriegen NA-Plasmawerten und geringer NA-Sekretionserhöhung auf den Cold-pressure-Test
   a) hinsichtlich psychopathologischer und
   b) biochemischer Veränderungen auf Absetzen der NL-Therapie und anschließender erneuter Gabe des zuvor abgesetzten Neuroleptikums

4. Welche Zusammenhänge bestehen zwischen Veränderungen der NA-Plasmawerte und Veränderungen des psychopathologischen Befundes?

5. Ergeben sich Hinweise dafür, daß neben "schizophrenie-spezifischen" Parametern wie z.B. Halluzinationen, Wahn und Denkstörungen andere diagnoseübergreifende Faktoren wie z.B. Angst Auswirkungen auf die periphere NA-Sekretion zeigen?

2.2 Methodik

2.2.1 Voruntersuchung

2.2.1.1 Patientenstichprobe

Um geschlechtsabhängige Einflüsse zu vermeiden bzw. um möglichst konstante experimentelle Randbedingungen bei Wiederholungsuntersuchungen zu ermöglichen, wurden 53 ausschließlich männliche, an einer chronisch verlaufenden Schizophrenie erkrankte Patienten des BKH Regensburg, in die Voruntersuchung aufgenommen. Die Diagnosen wurden unabhängig von zwei Untersuchern nach ICD-9

(1980) gestellt. Alle Patienten waren aufgrund körperlicher Untersuchung, EKG und Routine-Labor als gesund beurteilt. Die Medikation war bei allen Patienten während der zurückliegenden 2 Monate nicht verändert worden. Alle Patienten waren seit mindestens 10 Jahren erkrankt (s. Tabelle 2.2).

2.2.1.2 Versuchsbedingungen

Die Untersuchung fand zweimalig und dies an 2 aufeinanderfolgenden Tagen um 8.00 Uhr morgens statt. Die letzte Medikation erfolgte am Vorabend der Untersuchung, ca. 13 Stunden vor Untersuchungsbeginn. Die Patienten waren zum Untersuchungszeitpunkt nüchtern. Während des gesamten Versuchsablaufes waren die Patienten in sitzender Position, so daß sichergestellt war, daß motorische Aktivität, die die Noradrenalin- und Adrenalinkonzentration im Blut beeinflußt (LAKE und ZIEGLER, 1985), als Störfaktor vermieden werden konnte.

Folgende Situationen wurden verwandt: Ruhebedingungen für die Erfassung der Basissekretion von NA, A und Cortisol (CORT) und der Cold-pressure (CP)-Test. Der CP-Test ist ein physikalischer Stressor, bei dem die Patienten eine Hand über die Zeitdauer von 1 Minute in Eiswasser (4° C) zu halten haben. CP ruft eine stärkere NA-Sekretionserhöhung im Vergleich zur A-Sekretion hervor (ALBUS, 1977). Dieser Test sollte eine Erhöhung der peripheren NA-Sekretion provozieren und Patienten, die in Hinblick auf die NA-Sekretion labiler auf diesen Stressor reagierten, identifizieren.

15 Minuten nach dem Legen eines Verweilkatheters (Ruhewert) und unmittelbar nach dem Cold-pressure (CP) Test (Reaktionswert) wurde Blut zur Bestimmung von Noradrenalin, Adrenalin und Cortisol entnommen. Die Aufbereitung des Blutes und die Meßmethodik sind unter 2.2.2.2 (Seite 17) aufgeführt. Der Zeitverlauf der Untersuchung ist aus Abb. 2.1 ersichtlich.

<pre>
                         NA
                         A   NA
                         CORT   A
        i.v.   BE   BE

              RUHE   CP
        -------------------- // ----------------------------------->
        0   15   16   17   (min)
</pre>

Abb. 2.1. Zeitverlauf der Voruntersuchung: BE = Blutentnahme, NA = Noradrenalin, A = Adrenalin, CORT = Cortisol, CP = Cold-pressure-Test

2.2.1.3 Erhebung des psychopathologischen Befundes

Der psychopathologische Befund wurde mittels der "Brief Psychiatric Rating Scale" (BPRS) (OVERALL und GORHAM, 1976) am Untersuchungstag erhoben. Diese Skala besteht aus 18 Einzelmerkmalen, die den Gesamtsummenwert ergeben und 5 Merkmalsuntergruppen: Angst/Depression, Anergie, Aktivierung, Feindseligkeit/ Mißtrauen und Denkstörungen. Ebenso wurde das Dokumentationssystem der Arbeitsgemeinschaft für Methodik und Datenverarbeitung in der Psychiatrie (AMDP 3+4, HELMCHEN, 1981) verwandt.

2.2.1.4 Patientenselektion für die Hauptuntersuchung

Von den insgesamt 53 untersuchten Patienten wurden 2 Gruppen für die Hauptuntersuchung nach folgenden Kriterien ausgewählt

1. Gruppe mit den hohen Noradrenalinwerten (n = 12).
    Diese Gruppe hatte an beiden Untersuchungstagen die höchsten Noradrenalin-Ruhewerte sowie eine deutliche Noradrenalin-Sekretionserhöhung (d.h. > 50 pg/ml) im Anschluß an den Cold-pressure-Test.

2. Gruppe mit niedrigen Noradrenalinwerten (n= 12).
    Diese Gruppe wies an beiden Untersuchungstagen die niedrigsten Noradrenalin-Ruhewerte auf und reagierte nicht oder nur geringfügig mit einer NA-Sekretionserhöhung auf den Cold-pressure-Test.

Wie aus Tabelle 2.1 zu ersehen ist, überschneiden sich die Noradrenalinwerte der beiden selektierten Gruppen sowohl unter Ruhe als auch nach dem Cold-pressure-Test nicht, sodaß die beiden Gruppen als relative Extremgruppe angesehen werden können.

Tabelle 2.1. Voruntersuchung: Mittelwert (x) und Standardabweichung (s) von Noradrenalin (NA) am ersten bzw. zweiten Untersuchungstag unter Ruhebedingungen bzw. im Anschluß an den Cold-pressure-Test (CP) für die Gesamtgruppe, die Gruppe mit hohen Noradrenalinwerten und die Gruppe mit niedrigen Noradrenalinwerten.

pg/ml	Gesamtgruppe (n = 53)		NA-hoch (n = 12)	NA-niedr. (n = 12)
1. Tag				
NA Ruhe	x	612.75	940.42	404.25
	s	333.70	424.08	52.46
NA CP	x	596.92	1008.50	433.08
	s	278.23	458.61	65.32
2. Tag				
NA Ruhe	x	678.27	945.33	427.08
	s	366.20	389.36	69.33
NA CP	x	676.82	1007.92	425.25
	s	341.71	433.26	60.38

Die Gruppe mit hohen Noradrenalinwerten unterschied sich hochsignifikant von der Gruppe mit niedrigen Noradrenalinwerten sowohl in den Ruhewerten als auch in den Reaktionswerten nach dem Cold-pressure-Test an beiden Untersuchungstagen (U-Test: U 143 bzw. 144, $p < .001$ für alle Meßzeitpunkte). Für die Noradrenalin-Ruhewerte ergab sich eine Korrelation von $r = 0.90$, für die Reaktionswerte nach Cold-pressure eine Korrelation von $r = 0.81$ zwischen erstem und zweitem Untersuchungstag. Aus der folgenden Tabelle 2.2 sind Alter, Diagnoseverteilung, Gesamtdosis und letzte Tagesdosis in Chlorpromazin-Äquivalenten (CPE) (DAVIS und COLE, 1975), Dauer der neuroleptischen Behandlung sowie Art der verabreichten Neuroleptika ersichtlich. Die Art der verabreichten Neuroleptika übersteigt in den einzelnen Gruppen die Patientenanzahl, da mehrere Patienten mehrere Neuroleptika gleichzeitig erhielten.

Tabelle 2.2. Alter, diagnostische Zuordnung, Zeitdauer, Dosis und Art der neuroleptischen Medikation der in die Voruntersuchung einbezogenen Patienten und der nach Höhe der NA-Plasmakonzentration ausgewählten 2 Patientengruppen für die Hauptuntersuchung (CPE= Chlorpromazin-Äquivalente; NL= Neuroleptika)

	Gesamt-Pat.	NA-hoch	NA-niedr.
Anzahl	53	12	12
Geschlecht	männlich	männlich	männlich
Alter (Jahre)	47.01	46.92	45.92
	+ 9.02	+ 8.2	+ 9.43
Diagnose			
ICD 295.1/6	20	4	4
295.2/6	10	3	3
295.3/6	23	5	5
letzte Tagesdosis	603.28	558.33	564.17
(CPE)	+ 413.80	+ 407.08	+ 583.27
Gesamtdosis	119871	96250	113166
(CPE)	+ 39704	+ 24036	+ 53894
Dauer NL-Behandlung	13.30	13.50	11.10
(Jahre)	+ 6.30	+ 5.90	+ 6.10
1. Phenothiazin-Derivate mit:			
a) aliphatischer	21	8	3
b) Piperidyl-	4	2	1
c) Piperazinyl-Seitenkette	7	2	2
2. Clozapin	2	1	0
3. Butyrophenon-Derivate	28	7	9
4. Sulpirid	5	0	3

Die aufgrund der Noradrenalinwerte gebildeten beiden Patientengruppen unterschieden sich weder hinsichtlich des Alters, der Dauer der neuroleptischen Behandlung, der Gesamtdosis der verabreichten Neuroleptika, der letzten Tagesdosis, der Verteilung hinsichtlich der Diagnosegruppen Hebephrenie, Katatonie, paranoid-halluzinatorische Schizophrenie signifikant voneinander. Des weiteren konnte kein Zusammenhang zwischen der Art des verabreichten Neuroleptikums und der Höhe der Noradrenalinplasmaspiegel gefunden werden (Tabelle 2.2)

2.2.2 Hauptuntersuchung

2.2.2.1 Untersuchungsdesign

Die aufgrund der Noradrenalinspiegel in der Voruntersuchung gebildeten 2 Patientengruppen mit jeweils 12 Patienten (hohe vs. niedrige Noradrenalinwerte) gaben vor Durchführung der Untersuchung ihr informiertes Einverständnis in Anlehnung an KMS V 101/863 und IA 8-5/112614 und entsprechend der Deklaration von Helsinki (1975). Von Patienten, die sich unter Pflegschaft befanden, wurde das informierte Einverständnis des Pflegers eingeholt.

Bei den insgesamt 24 Patienten wurde die Neuroleptikamedikation unter Placebo-Bedingungen für 12 Tage abgesetzt. 12 Tage nach Absetzen (Tag 12) wurde erneut der Cold-pressure-Test durchgeführt und wie unter 2.2.1.2 ausgeführt, Blut unter Ruhebedingungen und nach dem CP-Test zur Bestimmung von NA, A bzw. CORT abgenommen. Parallel dazu wurde der psychopathologische Befund mittels BPRS und AMDP 3 + 4 erhoben.

Im weiteren wurde den Patienten erneut die identische neuroleptische Medikation wie zum Voruntersuchungszeitpunkt (NL) appliziert. Nach 2wöchiger Behandlungsdauer wurde erneut der Cold-pressure-Test durchgeführt und wiederum der psychopathologische Befund mit BPRS und AMDP erhoben (Tag 26).

2.2.2.2 Meßmethodik der biochemischen Parameter

Blut zur Bestimmung von Noradrenalin und Adrenalin wurde in vorgekühlten Monovetten abgenommen und sofort auf Eis gestellt. Die Oxydation der Katecholamine wurde durch Zugabe von reduziertem Glutathion verhindert. Das Plasma, das innerhalb von 30 Minuten nach Entnahme durch Zentrifugieren in der Kühlzentrifuge gewonnen wurde, wurde bis zur Bestimmung bei -60° aufbewahrt. Die Bestimmung erfolgte durch Hochdruckflüssigkeitschromatographie (HPLC) und elektrochemische Detektion (MÜLLER et al., 1979). Blut für die Bestimmung von Cortisol wurde in Serumröhrchen abgenommen, zentrifugiert und bei -20° C bis zur Bestimmung aufbewahrt. Die Bestimmung von Cortisol erfolgte mit einem Antikörper-Radioimmunoassay (IDW).

2.2.2.3 BPRS und AMDP

BPRS wurde entsprechend den Vorschlägen von OVERALL und GORHAM (1976) ausgewertet. Die Auswertung des AMDP erfolgte nach den Empfehlungen von GEBHARDT et al. (1983).

2.2.2.4 Datenanalyse

Zur Erfassung der Veränderungen in den beiden Gruppen zu den 3 Untersuchungszeitpunkten wurde eine Varianzanalyse mit einem 3 (Meßzeitpunkte) x 2 (Gruppe mit hohen vs. Gruppe mit niedrigen Noradrenalinwerten) x 12 (Anzahl der Patienten in jeder Gruppe) - Design für die einzelnen Variablen (Noradrenalin, Adrenalin, Cortisol, BPRS-Gesamtwert und Skalenwerte, AMDP-Skalenwerte) durchgeführt. Zur Erfassung von Unterschieden zwischen den beiden Gruppen wurden t-Tests für unabhängige Stichproben bzw., falls die Standardabweichung zwischen den beiden Gruppen signifikant unterschiedlich war, U-Tests nach MANN-WHITNEY durchgeführt. Zur Erfassung von Zusammenhängen zwischen den einzelnen Variablen wurden SPEARMAN-Rang-Korrelationen ausgeführt.

2.2.3 Post-hoc-Analyse an 54 weiteren Patienten

Zur Überprüfung der in der Hauptuntersuchung gefundenen korrelativen Zusammenhänge zwischen Noradrenalinspiegeln und Angstausmaß wurde eine Post-hoc-Korrelationsanalyse bei vergleichbaren chronisch schizophrenen Patienten gerechnet. Diese Patienten hatten an anderen Studien (Apomorphin-Test, MÜLLER-SPAHN et al., 1984; Clonidin-Test, MÜLLER-SPAHN et al., 1986; ALBUS et al., 1986 c; Therapiestudie mit Ceruletid, ALBUS et al., 1986 d) teilgenommen, die im BKH Regensburg in den Jahren 1979 bis 1982 durchgeführt worden waren. Die nun folgende Tabelle 2.3 gibt einen Überblick über die in die Post-hoc-Analyse aufgenommenen Patienten.

Tabelle 2.3. Alter, diagnostische Zuordnung, Zeitdauer, Dosis und Art der neuroleptischen Medikation der Patienten, die an anderen Untersuchungen teilgenommen hatten (Apomorphintest, Clonidintest, Ceruletid) und in die Post-hoc-Analyse einbezogen wurden (CPE= Chlorpromazin-Äquivalente; NL= Neuroleptika)

Untersuchung	Apomorphin-Test	Apomorphin-Test	Ceruletid
Anzahl	14	20	20
Geschlecht	männlich	männlich	männlich
Alter (Jahre)	40.8 + 9	48.1 + 11	44.2 + 12.3
Diagn. ICD 9			
ICD 295.1/6	7	5	6
295.2/6	0	3	2
295.3/6	11	12	12
Letzte Tagesdosis	1991	540	1117
(CPE)	+ 2356	+ 456	+ 1301
Gesamtdosis	242400	29016	154713
(CPE)	+ 123685	+ 52340	+ 72023
Dauer NL(Jahre)	10.8 + 7	16.9 + 66	15.5 + 9.6
Akineton	10	6	9
1. Phenothiazin-Derivate mit			
a) aliphatischer	9	6	7
b) Piperidyl-	3	3	3
c) Piperazinyl-Seitenkette	1		5
2. Clozapin	1	1	2
3. Butyrophenon-Derivate	15	11	13
4. Sulpirid	0	0	1

Wie aus den Tabellen 2.2 und 2.3 ersichtlich ist, unterschieden sich die in die Post-hoc-Analyse einbezogenen Patienten in allen aufgeführten Variablen nicht signifikant von der in die Hauptuntersuchung aufgenommenen Patientenstichprobe. Zwar hatten die in die Post-hoc-Analyse aufgenommenen Patienten eine höhere letzte Tagesdosis und höhere Gesamtdosis von NL, aufgrund der großen Standardabweichung ergab sich jedoch kein signifikanter Unterschied.

2.3 Ergebnisse

2.3.1 Biochemische Parameter

Tabelle 2.4. Mittelwert (x) und Standardabweichung (s) von Noradrenalin (NA; pg/ml) und Adrenalin (A; pg/ml) unter Ruhebedingungen sowie nach Cold-pressure-Test (CP), Cortisol (CORT; ug/ml) unter Ruhebedingungen in den Gruppen mit hohen (h) bzw. niedrigen (n) Noradrenalinwerten unter neuroleptischer Medikation. Voruntersuchung unter Neuroleptika (NL), 12 Tage nach Absetzen der Medikation (Tag 12) sowie nach 2wöchiger erneuter Behandlung mit dem identischen Neuroleptikum (Tag 26)

		NL NA h/NA n		Tag 12 NA h/NA n		Tag 26 NA h/NA n
NA	x	942.8	415.6	318.9	406.3	611.3	374.0
Ruhe	s	447.7	55.8	101.8	193.6	172.5	169.1
NA	x	1008.2	429.1	368.8	369.4	643.5	398.7
CP	s	436.1	62.0	128.7	101.0	180.6	164.8
A	x	119.9	98.0	92.8	120.0	72.1	107.0
Ruhe	s	67.1	45.5	62.0	69.2	42.6	56.9
A	x	193.8	90.2	78.4	95.5	72.3	111.3
CP	s	117.9	29.3	54.9	69.9	39.7	53.2
CORT	x	20.2	17.5	25.0	22.1	21.1	19.2
	s	5.8	2.7	5.1	5.5	4.9	3.6

In der Varianzanalyse ergab sich ein signifikanter Gruppenhaupteffekt für Noradrenalin (dF 1,22; F = 10.3, p < .004) sowie ein signifikanter Zeiteffekt (dF 3,22; F = 53.9, p < .001). Ebenso war die Wechselwirkung Gruppe x Zeit signifikant (dF 3,22; F = 17.17, p < .0001). Dies beruht auf dem Abfall der Noradrenalinwerte in der Gruppe mit hohen Noradrenalinwerten unter Neuroleptika nach Absetzen des Neuroleptikums bzw. auf dem Anstieg nach erneuter Gabe des Neuroleptikums. Der signifikante Unterschied zwischen hoher bzw. niedriger Noradrenalingruppe unter Neuroleptika war nach Absetzen (Tag 12) nicht mehr, jedoch erneut am Tag 26 nachweisbar (t-Test: t = 3.47, p < .001).

Für Cortisol ergab sich ein signifikanter Zeiteffekt (dF 2,22; F 19.89, p < .0001). Dieser Effekt beruht auf dem signifikanten Anstieg in den Cortisolwerten in beiden Gruppen nach Absetzen des Neuroleptikums (t-Test für die Gesamtgruppe: t = 4.63, p < .0001). Unter Neuroleptika ergab sich ein signifikanter Unterschied zwischen den Gruppen mit hohen bzw. niedrigen Noradrenalinwerten dahingehend, daß die Gruppe mit hohen Noradrenalinwerten signifikant höhere Cortisolwerte aufwies als die Gruppe mit niedrigen Noradrenalinwerten (U-Test, U = 107, p < .05). Für Adrenalin ergab sich in der Varianzanalyse weder ein Gruppen- noch ein Zeiteffekt, des weiteren bestand zu keinem Meßzeitpunkt ein Unterschied hinsichtlich der Adrenalinwerte zwischen den beiden Gruppen (siehe Tabelle 2.4).

2.3.2 Psychopathologischer Befund

Tabelle 2.5. Mittelwert (x) und Standardabweichung (s) des BPRS-Gesamtwertes und der Subskalen Angst/Depression (ANDP), Anergie (ANER), Denkstörungen (THOT) sowie der AMDP-Subskalen" Halluzinationen" und" paranoid" unter Neuroleptika (NL), nach 12tägigem Absetzen (Tag 12) sowie nach erneuter Gabe des Neuroleptikums (Tag 26) für die Gruppe mit hohen bzw. niedrigen Noradrenalinausgangswerten

		NL		Tag 12		Tag 26	
		hoch	niedr.	hoch	niedr.	hoch	niedr.
BPRS	x	48.17	39.00	44.92	40.33	45.83	39.17
Gesamt	s	11.81	8.66	11.89	13.01	7.95	13.00
ANDP	x	9.83	7.67	7.75	9.33	7.42	8.42
	s	5.02	3.31	4.37	4.09	3.75	4.81
ANER	x	14.25	14.83	12.25	12.67	13.17	12.75
	s	6.08	4.61	6.47	5.53	5.57	4.41
THOT	x	9.50	7.00	12.00	8.50	10.67	6.67
	s	5.68	3.62	6.13	4.32	4.36	2.64
AMDP	x	3.83	1.42	4.08	2.00	4.67	1.17
Halluzinationen	s	4.17	2.31	4.80	2.45	5.87	1.34
AMDP	x	3.08	1.33	3.75	2.67	3.42	1.00
Paranoid	s	4.58	2.99	5.10	2.52	4.40	1.76

Für die BPRS-Subskala "THOT" ergab sich in der Varianzanalyse ein signifikanter Zeiteffekt (dF 3,22; F = 3.02, p < .05). Nach erneuter Neuroleptikagabe ergab sich ein signifikanter Unterschied zwischen den beiden Gruppen, wobei die Gruppe mit initial höheren Noradrenalinwerten mehr Denkstörungen aufwies als die mit initial niedrigen (U-Test, U = 111.5, p < .05). Im BPRS-Gesamtwert zeigte sich unter Neuroleptika (NL), daß die Gruppe mit höheren Noradrenalinwerten signifikant höhere Werte aufwies als die mit initial niedrigen (t-Test: t = 2.17, p < .05). Ebenso ergab sich für die Subskala Anergie ein signifikanter Zeiteffekt (dF 3,22; F = 6.43, p < .001), der auf eine signifikante Besserung in beiden Gruppen nach Absetzen der neuroleptischen Medikation zurückzuführen ist (t = 2.54 bzw. 2.49, p <.02). In der BPRS-Subskala ANDP zeigte sich in der Varianzanalyse eine signifikante Wechsel-wirkung Gruppe x Zeit (dF 3,22; F = 3.22, p < .02). Dies beruht darauf, daß die Gruppe mit initial hohen Noradrenalinwerten nach Absetzen der Neuroleptika sowie nach erneuter Applikation signifikant niedrigere Werte aufwies als unter Neurolep-tika (t-Test: t = 2.2 bzw. 2.59, p < .05 bzw. .02). Die Gruppe mit initial niedrigeren Noradrenalinwerten hingegen zeigte eine Verschlechterung nach Absetzen. Für die AMDP-Subskala "paranoid" war in der Varianzanalyse ein signifikanter Zeiteffekt nachzuweisen (dF 3,22; F 6.22, p < .001). Dieser Effekt beruht darauf, daß in der Gruppe mit initial niedrigen Noradrenalinwerten eine signifikante Verschlechterung nach Absetzen der neuroleptischen Medikation zu beobachten war (t-Test: t = 2.38, p < .05). In der AMDP-Subskala "Halluzinationen" ergab sich in der Varianzanalyse ein grenzwertiger Gruppenhaupteffekt (dF 1,22; F = 3.75, p < .07) sowie ein signifikanter Zeiteffekt (dF 3,22; F = 3.00, p < .05) (siehe Tabelle 2.5).

Diese Effekte beruhen darauf, daß sich beide Gruppen nach Absetzen verschlech-terten, die Gruppe mit initial hohen Noradrenalinwerten auch nach Wiederansetzen der neuroleptischen Medikation eine weitere Verschlechterung zeigte.

2.3.3 Zusammenhang zwischen biochemischen Parametern und psychopathologischem Befund

Für die überwiegende Mehrzahl der AMDP- und BPRS-Subskalen ergaben sich keine signifikanten Zusammenhänge mit biochemischen Meßgrößen. Hingegen ergaben sich konsistente und signifikante Zusammenhänge zwischen NA-Plasmawerten und der BPRS-Subskala Angst/Depression. Diese Zusammenhänge sind in der folgenden Tabelle 2.6 aufgelistet.

Tabelle 2.6. Korrelationen zwischen der BPRS-Subskala Angst/Depression (ANDP) und NA-Plasmawerten (pg/ml) unter Neuroleptika (NL), nach Absetzen (Tag 12) in Ruhe und nach dem Cold-pressure-Test (CP) und Korrelationen zwischen den Veränderungen der NA-Plasmaspiegel nach CP zwischen Tag 12 und unter NL (Tag 12 CP-NL), zwischen Tag 26 und unter NL (Tag 26 CP-NL), in Ruhe zwischen Tag 26 und unter NL (Tag 26 Ruhe-NL) und den Veränderungen in ANDP zwischen Tag 12 und unter NL (Tag 12-NL) und zwischen Tag 26 und unter NL (Tag 26-NL) für die in die Hauptuntersuchung aufgenommenen Patienten

Angst/Depression (BPRS-ANDP)

		NL	Tag 12-NL	Tag 26-NL
N	NL: CP	0.41*	-0.59***	-0.44**
O	Tag 12: Ruhe		0.45**	
R	CP		0.37	
A				
D	Tag 12: CP-NL		0.50	
R				
E				
N	Tag 26:Ruhe-NL			-0.50***
A				
L				
I	Tag 26: CP-NL			-0.45**
N				

*p < .05, ** < .02, *** p < .01*

2.3.4 Ergebnisse der Post-hoc-Analyse

Tabelle 2.7. Mittelwert (x) und Standardabweichung (s) von Noradrenalin-Plasmawerten, BPRS-Subskala Angst/Depression (ANDP) und BPRS-Einzel-merkmal "Angst" unter neuroleptischer Medikation (NL) sowie 12 Tage nach Ab-setzen der neuroleptischen Medikation (Tag 12) in Ruhe und nach dem Cold-pressu-re-Test (CP) der in die Post-hoc-Analyse aufgenommenen 54 Patienten

		NL	Tag 12
Noradrenalin (pg/ml)			
Ruhe	x	484.20	280.01
	s	198.37	138.19
CP	x	543.72	333.95
	s	213.08	165.03
BPRS-ANDP	x	8.40	9.91
	s	2.16	3.65
BPRS-Angst	x	2.85	3.67
	s	1.02	1.25

Wie aus Tabelle 2.7 zu ersehen ist, ergab sich wie in der Hauptuntersuchung nach Absetzen der neuroleptischen Medikation ein signifikanter Abfall der Noradrena-linspiegel. Wiederum blieben die Nordrenalinspiegel auch nach Absetzen höher als bei vergleichbaren Kontrollpersonen (siehe ACKENHEIL et al., 1982; MÜLLER-SPAHN et al., 1986). Absetzen der neuroleptischen Medikation führte im weiteren zu einer signifikanten Erhöhung von Angst/Depression bzw. Angst.

Tabelle 2.8. Korrelationen zwischen der BPRS-Subskala Angst/Depression (ANDP), dem Einzelmerkmal "Angst" und den Noradrenalin-Plasmawerten (pg/ml) unter neuroleptischer Medikation (NL) bzw. 12 Tage nach Absetzen der Neuroleptika (Tag 12) in Ruhe (n = 54) und nach dem Cold-pressure-Test (CP; n = 20) sowie Korrelationen zwischen Veränderung der NA-Plasmakonzentration zwischen Tag 12 und unter NL in Ruhe (Tag 12 Ruhe - NL) und nach CP (Tag 12 CP - NL) und Veränderung von ANDP und "Angst" zwischen Tag 12 und unter NL (Tag 12 - NL) von den in die Post-hoc-Analyse aufgenommenen Patienten.

		Angst/Depression (ANDP)			Angst		
		NL	Tag 12	Tag 12 - NL	NL	Tag 12	Tag 12 - NL
N O R A D R E N A L I N	NL: Ruhe	0.51**			- 0.45**		
	CP				- 0.51*		
	Tag 12: Ruhe					- 0.39*	
	CP						
	Tag 12: Ruhe - NL	- 0.45**	- 0.47**	0.50**			0.53**
	Tag 12: CP - NL						

* p <.01   ** p<.001

Wie in der Hauptuntersuchung ergaben sich signifikante Korrelationen zwischen NA-Plasmawerten und Angst/Depression. Des weiteren ergaben sich signifikante Korrelationen zwischen dem BPRS-Einzelmerkmal "Angst" und NA-Plasmaspiegeln (Tabelle 2.8).

Erneut durchgeführte Korrelationen zwischen Art des verabreichten Neuroleptikums und Höhe der NA-Plasmaspiegel erbrachten wie bereits in der Hauptuntersuchung keinen signifikanten Zusammenhang.

2.4 Diskussion

2.4.1 Biochemische Parameter und psychopathologischer Befund unter Langzeittherapie mit Neuroleptika (NL)

In der vorliegenden Untersuchung konnte nachgewiesen werden, daß eine langjährige Neuroleptikabehandlung zu unterschiedlich ausgeprägten Erhöhungen der Noradrenalin-Plasmawerte bei schizophrenen Patienten führt. Da sich die untersuchten Patienten hinsichtlich demographischer Variablen nicht signifikant unterschieden, kann davon ausgegangen werden, daß ein Teil der Patienten empfindlicher auf den alpha-adrenergen Antagonismus der Neuroleptika reagiert. Diese individuell unterschiedliche Reagibilität ist offensichtlich unabhängig von der alpha-adrenolytischen Potenz der verabreichten NL, da sich kein Zusammenhang zwischen NA-Plasmakonzentration und Art bzw. Dosis der verabreichten NL aufzeigen ließ. Der Befund von höheren NA-Plasmawerten nach chronischer Neuroleptikabehandlung ist in Übereinstimmung mit DAJAS et al. (1983), GATTATZ et al. (1983), SARAFOFF et al. (1979) und eigenen Untersuchungen (ALBUS et al., 1986 b, c, d; MÜLLER-SPAHN et al., 1984, 1986).

Der Befund von CREESE (1983), daß chronische Behandlung zu ausgeprägteren Veränderungen im peripheren NA-Stoffwechsel als akute Therapie führt, wurde ebenfalls in der vorliegenden Untersuchung bestätigt: Die NA-Plasmaspiegel nach erneuter zweiwöchiger Behandlung mit dem identischen Neuroleptikum lagen deutlich niedriger als nach Langzeitbehandlung. Da andere Arbeitsgruppen entweder keine Veränderungen oder eine Erniedrigung von NA bzw. dessen Hauptmetaboliten MHPG nach Neuroleptikagabe im Liquor fanden (STERNBERG et al., 1981; MAJ et al., 1983; ZANDER et al., 1981), ist dieser ausgeprägte alpha-adrenolytische Effekt der Neuroleptika ein vorwiegend peripherer. Dafür sprechen auch die Befunde von ZIEGLER et al. (1977) sowie LAKE und ZIEGLER, 1985), die keine signifikante Beziehung zwischen Plasma- und Liquor-NA-Werten fanden. Neben erhöhter NA-Sekretion an den peripheren Nervenendigungen könnte die von RICE et al. (1984) und BONDY et al. (1986) berichtete geringere Dichte der Alpha-Rezeptoren an Thrombozyten mit daraus resultierender reduzierter Bindungskapazität des vermehrt sezernierten NA zur Erhöhung der NA-Plasmawerte beitragen.

Im Gegensatz zu NA waren in Übereinstimmung mit KEMALI et al. (1982) und BONDY et al. (1986) die Adrenalin-Plasmawerte unter NL nicht signifikant im Vergleich zu einer vergleichbaren Probandenstichprobe erhöht. Ebenso zeigt sich kein Effekt von chronischer NL-Therapie auf Cortisol, dem peripheren Indikator der Aktivität der HHNNR-Achse. Somit lassen sich bei schizophrenen Patienten unter Langzeittherapie mit NL eine erhöhte Aktivität der NA-Sekretion in den peripheren Nervenendigungen, nicht hingegen eine erhöhte Aktivierung von Nebennierenmark und Nebennierenrinde nachweisen.

Bereits unter Neuroleptika unterschied sich die Patientengruppe mit hohen NA-Werten von der mit niedrigen im Schweregrad der Erkrankung und Ausprägungsgrad einzelner Syndrome: die Gruppe mit höheren NA-Werten war schwerer erkrankt, zeigte ausgeprägtere produktive Symptomatik und Angst. Die Ergebnisse von DAJAS et al. (1983), ACKENHEIL et al. (1979), ALBUS et al. (1982 a), KEMALI et al. (1982) und BONDY et al. (1984) weisen ebenfalls auf einen Zusammenhang zwischen Höhe der NA-Konzentration und Ausprägung positiver Symptome hin. Somit kann gefolgert werden, daß die schizophrenen Patienten, die empfindlicher auf die alpha-adrenolytischen Effekte von NL reagieren, der Untergruppe mit ausgeprägterer bzw. vorwiegend produktiver Symptomatik zuzuordnen sind. Dieser Befund impliziert im weiteren, daß für die Besserung produktiver Symptome nicht nur das Ausmaß dopaminerger Blockade (ANGRIST und ROTROSEN, 1981; CROW, 1982; GARVER et al., 1984), sondern auch das Ausmaß alpha-adrenerger Rezeptorblockade relevant sein kann. Neben dem Zusammenhang zwischen geringerer Reduktion peripherer noradrenerger Aktivierung unter NL und Weiterbestehen ausgeprägterer produktiver Symptomatik und Angst waren auch unterschiedliche Absetzeffekte bei Patienten mit höherer bzw. niedrigerer Aktivierung zu beobachten.

2.4.2   Absetzeffekte

Absetzen der NL führte zu unterschiedlichen Effekten bei biochemischen Parametern und im psychophathologischen Befund: während die NA-Konzentration im Plasma in der Gruppe mit den initial höchsten NA-Werten signifikant abfiel, ergab sich keine signifikante Veränderung in der Gruppe mit initial niedrigen NA-Werten.

Hervorzuheben ist jedoch, daß nicht nur unter Neuroleptika, sondern auch nach Absetzen die NA-Werte im Plasma in beiden Gruppen über den Normwerten von vergleichbaren Kontrollpersonen liegen (ALBUS et al., 1985 b; NABER et al., 1985; ALBUS et al., 1986 b, c, d; MÜLLER-SPAHN et al., 1986). Somit ist unser Befund von teilweise extrem erhöhten NA-Plasmawerten bei chronisch schizophrenen Patienten zum Teil sicherlich durch Neuroleptikaeffekte erklärbar. Das Persistieren erhöhter NA-Werte nach Absetzen der neuroleptischen Medikation hingegen spricht ebenso wie die Befunde von erhöhten NA-Konzentrationen bei völlig unbehandelten Patienten (BONDY et al., 1984) dafür, daß zumindest bei schizophrenen Patienten mit produktiver Symptomatik eine erhöhte Aktivierung des peripheren noradrenergen Systems per se vorliegt. Auf den Einfluß der mit produktiver Symptomatik einhergehenden Angst und die periphere NA-Sekretion wird ausführlich in 2.4.3 eingegangen werden.

Im Gegensatz zu Noradrenalin zeigt das aus dem Nebennierenmark sezernierte Adrenalin keine systematischen Veränderungen während der Untersuchung und keinen Zusammenhang mit den Änderungen der NA-Werte. Die unterschiedlichen Verlaufsmuster von NA und A belegen, daß die beiden Hauptkomponenten des SNS, die peripheren Nervenendigungen und das Nebennierenmark sowohl unter NL als auch nach Absetzen nicht synchron, sondern unabhängig voneinander reagieren. Der in beiden untersuchten Gruppen zu verzeichnende Cortisolanstieg nach Absetzen der

28

Neuroleptika ist wohl als unspezifischer Streßeffekt zu interpretieren (WEISS und GOODMAN-SIMPSON, 1985).

Wie bereits von LINNOILA et al. (1983) postuliert, ist im Hinblick auf die ausgeprägten NA-Veränderungen nach Absetzen der NL davon auszugehen, daß der Befund erhöhter NA-Plasmawerte eher ein syndromabhängiges und von Medikamenteneffekten beeinflußtes denn krankheitsspezifisches Maß ist. Auf einen derartigen Zusammenhang weisen auch die Absetzeffekte in den beiden untersuchten Gruppen hin.

Die Gruppe mit höheren Noradrenalinwerten und signifikantem NA-Abfall nach Absetzen besserte sich im Bereich Angst/Depression und verschlechterte sich stärker und nachhaltiger in bezug auf produktive Symptomatik als die Gruppe mit initial niedrigen NA-Werten. Die Gruppe mit initial niedrigen NA-Werten hingegen verschlechterte sich in bezug auf Angst und Depression nach Absetzen der Neuroleptika. Hohe NA-Plasmawerte prädizieren somit eine ausgeprägtere und länger anhaltende Verschlechterung bei Absetzen der Neuroleptika in den produktiven Symptomen, in denen sie bereits unter neuroleptischer Behandlung eine ausgeprägtere Symptomatik aufwiesen. Unsere Ergebnisse weisen darauf hin, daß Zusammenhänge zwischen biochemischen Parametern und psychopathologischem Befund bei einmaliger Erhebung kaum herstellbar sind (LAKE et al., 1980; KEMALI et al., 1982; CASTELLANI et al., 1982; BONDY et al., 1984), sondern sich erst bei mehrmaliger Befunderhebung aufzeigen lassen.

Zwar zeigen sich in den aufgrund der NA-Plasmawerte ausgewählten Gruppen graduell unterschiedliche Veränderungen in "schizophreniespezifischen" Syndromen. Varianzanalytisch abgesichert ist jedoch nur der Einfluß des "nicht-schizophreniespezifischen" Syndroms "Angst/Depression" auf die periphere NA-Sekretion.

2.4.3   Zusammenhang zwischen Angst und NA-Plasmawerten bei schizophrenen Patienten

Für die "schizophreniespezifischen" Syndrome wie "Denkstörungen", "Anergie", "Halluzinationen" und "paranoid" war korrelationsstatistisch kein überzufälliger Zusammenhang mit biochemischen Meßgrößen zu verzeichnen. Hingegen ergab sich eine signifikante Beziehung zwischen Höhe bzw. Abfall der NA-Plasmawerte und der BPRS-Subskala Angst/Depression. Dieser Zusammenhang ist stringent, da produktiv psychotische Symptomatik im Regelfall mit Angst einhergeht. Bereits LAKE et al. (1980) diskutierten einen Zusammenhang zwischen der ausgeprägten Angst, die die Patienten bei der Lumbalpunktion zeigten und den erhöhten NA-Werten im Liquor. Ebenso wiesen POST et al. (1975) auf einen Zusammenhang zwischen subjektivem Streß und Höhe der MHPG-Werte hin. STRIAN und KLICPERA (1983) fanden eine enge Beziehung zwischen subjektiv erlebter Angst und Ausprägung akut psychotischer Symptome bei schizophrenen Patienten. Obwohl die BPRS-Subskala "ANDP" kein spezifisches Meßinstrument zur

Erfassung von Angst darstellt, gelang es, einen engen Zusammenhang zwischen Plasma-NA-Konzentration und vom Untersucher beurteilter Angst nachzuweisen. Daß dies in anderen Untersuchungen nicht gelang, ist v.a. auf drei Faktoren zurückzuführen:

1. Die beiden untersuchten Patientengruppen bilden Extremgruppen hinsichtlich der Verteilung der NA-Werte. Diese Art der Patientenselektion nach einer biochemischen Meßgröße ist in den gesamten bisher vorliegenden Studien nicht vorgenommen worden.

2. Der Zusammenhang zwischen Veränderungen in der NA-Sekretion bzw. im Angstausmaß zwischen zwei Meßzeitpunkten ist von entscheidender Bedeutung.

3. Die vorliegenden Daten weisen darauf hin, daß die NA-Sekretionserhöhung auf den Cold-pressure-Test die engste Beziehung zu Veränderungen im Angstausmaß aufweist.

Somit ist die Reagibilität des noradrenergen Systems, wie sie mit dem CP-Test provoziert wurde, enger mit dem Ausmaß von Angst verknüpft als die Basissekretion.

Die im weiteren durchgeführte Post-hoc-Korrelationsanalyse an einer wesentlich größeren Patientenanzahl konnte diesen Befund sowohl für die Subskala "ANDP" und noch stringenter für das Einzelmerkmal "Angst" der BPRS bestätigen. Die an Angstpatienten durchgeführten Provokationsuntersuchungen (s. Kapitel 3), die ebenso einen Zusammenhang zwischen erhöhter Sensibilität des noradrenergen Systems und subjektiv erlebtem Angstausmaß nachweisen können (CHARNEY et al., 1984, 1987), unterstützen zusätzlich die oben dargelegten Schlußfolgerungen. Aufgrund der vorliegenden Ergebnisse kann als nachgewiesen gelten, daß nicht "schizophreniespezifische" produktive Syndrome, sondern das damit in Zusammenhang stehende diagnoseübergreifende Syndrom Angst entscheidend zu den peripher nachweisbaren Veränderungen des noradrenergen Systems beitragen.

Die meisten der bisher an schizophrenen Patienten durchgeführten Untersuchungen haben die Bedeutung der Variablen "Angst" in Zusammenhang mit den NA-Werten vernachlässigt. Unsere Daten belegen die Notwendigkeit, bei Untersuchungen an schizophrenen Patienten neben der Beurteilung positiver und negativer Symptome detailliert das Angstausmaß zu erfassen, um diese unspezifische intervenierende Variable in ihren Auswirkungen auf die erhobenen biochemischen Befunde zu evaluieren. Des weiteren schränken unsere Befunde die Spezifität der vielfach als pathologisch relevant postulierten erhöhten noradrenergen Aktivität bei schizophrenen Patienten ein. Im nächsten Schritt ist daher zu überprüfen, ob bei Patienten, deren Kardinalsymptom Angst ist, ähnliche oder unterschiedliche Veränderungen im noradrenergen System nachzuweisen sind. Mit dieser Fragestellung befaßt sich die im folgenden Kapitel referierte Untersuchung an Patienten mit Angsterkrankungen.

3 Untersuchung zum anxiogenen Effekt von Yohimbin

3.1 Einleitung

3.1.1 Provokation von Angstzuständen

Die pharmakologische Provokation von Angstzuständen ist in den letzten Jahren zunehmend in den Mittelpunkt biologisch orientierter Angstforschung gerückt. Dies ist nicht verwunderlich, da ein pharmakologisch induziertes Angstmodell Einsichten in die Pathophysiologie und zugrundeliegende Mechanismen von Angst liefern könnte. Des weiteren hätte es den Vorteil, sowohl pharmakologische als auch psychotherapeutische Behandlungseffekte nachweisbar zu machen. Zusätzlich wäre es zeitlich limitiert und in seiner quantitativen Ausprägung objektiv meß- und überprüfbar.

Da mehrere neuronale Transmittersysteme (Benzodiazepin-GABA-Rezeptorkomplex, serotonerges und adrenerges System) in der Pathophysiologie von Angstzuständen involviert zu sein scheinen, wurden eine Reihe von Substanzen, die diese Systeme beeinflussen, untersucht. Der von BRAESTRUP et al. (1980) isolierte Betacarbolinester (Beta-CCE), ein potenter Benzodiazepin-Antagonist, rief an Tieren Verhaltensweisen und Reaktionen hervor, die Angstäußerungen bei Menschen ähneln (CORDA et al., 1983; CRAWLEY et al., 1985). DOROW et al. (1983) verabreichten gesunden Probanden Beta-CCE und induzierten, abhängig von der Höhe der Blutspiegel von Beta-CCE, teilweise extreme Angstzustände.

Die meisten Provokationsuntersuchungen zielen auf das adrenerge System ab. Bereits 1950 beschrieben COHEN und WHITE, daß die durch Wiedereinatmen der Atemluft hervorgerufene Zunahme des Kohlendioxydgehaltes bei 80% der Angstpatienten Angstanfälle provozierte. GRIEZ et al., (1987) fanden, daß einmalige Inhalation von 35%igem CO_2 mit 65%igem Sauerstoff bei Patienten mit Panikerkrankung und bei gesunden Kontrollen kurzfristige autonome Paniksymptome wie Tachykardie, Schweißsekretion, Blutdruckerhöhung sowie signifikant höhere Angstgefühle in der Patientengruppe hervorrief. Ähnliche Resultate sind von FYER et al. (1987), GORMAN et al. (1988) und WOODS et al. (1988) beschrieben.

Das Auftreten von Panik war von einer Erhöhung von Plasma-NA, diastolischem Blutdruck und HFQ begleitet (GORMAN et al., 1988; WOODS et al. 1988), nicht jedoch von einer deutlichen Erhöhung von Plasma-MHPG und Cortisol (WOODS et al., 1988). Der Mechanismus der durch Kohlendioxyd hervorgerufenen Panikattacken ist nicht vollständig bekannt. Gesichert ist, daß Kohlendioxyd die ventralen medullären Chemorezeptoren beeinflußt und die elektrophysiologische Aktivität im Locus coeruleus erhöht (CARR und SHEEHAN, 1984).

Während C0$_2$-Inhalation erst sekundär über initiale Azidose und Hyperventilation zu einer respiratorischen Alkalose führt, induziert Natriumlaktat primär eine metabolische Alkalose.

Infusion von Natriumlaktat ist die bisher am häufigsten angewandte Provokationsmethode. Bereits 1967 zeigten PITTS und McCLURE, daß Infusionen von Natriumlaktat signifikant häufiger bei Angstpatienten im Vergleich zu Kontrollpersonen panikähnliche Zustände hervorrief. Dieser Befund wurde im weiteren von LIEBOWITZ et al. (1984) in einer offenen, von RAINEY et al. (1984 b) und POHL et al. (1987) in einer kontrollierten Studie repliziert. POHL et al. (1987) ermittelten jedoch keine Unterschiede in den MHPG- und HFQ-Werten zwischen Patienten, die eine Panikattacke erlitten und Kontrollen. YERAGANY et al. (1987a) und COWLEY et al. (1987) wiesen darauf hin, daß Patienten, die nach Natriumlaktat-Infusion eine Panikattacke erlitten, bereits vor Infusionsbeginn ausgeprägtere Angst hatten als Patienten, die keine Panikattacke zeigten. Wiederum ergaben sich keine Unterschiede in den HFQ-Ausgangswerten (YERAGANY et al. 1987 b). GAFFNEY et al. (1988) wiesen nach, daß in den physiologischen Reaktionen nach Laktat-Infusion keine Unterschiede zwischen Patienten und Kontrollen bestanden, subjektive Veränderungen wie Zunahme von Angst- und Panikgefühlen bei Panikpatienten aber 6mal häufiger waren.

Der Wirkmechanismus von Laktat ist bisher nur teilweise geklärt. Laktat wird in der Leber zu Pyruvat metabolisiert, ein Teil wird zu Bikarbonat verstoffwechselt, das eine metabolische Alkalose hervorruft. In den bisherigen Untersuchungen ist ein Racemat von D- und L-Isomeren von Laktat infundiert worden, wobei nur die L-Form den oben beschriebenen Metabolismus durchläuft. Somit bleibt die Frage nach möglichen Effekten des D-Isomers offen (FYER et al., 1984). Weiters wird diskutiert, daß Natriumlaktat über den Metabolisierungsweg zu Bikarbonat die C0$_2$-Konzentration in vulnerablen ZNS-Kontrollzentren erhöht. Somit könnten Laktat- und C0$_2$-induzierte Panikattacken auf demselben Mechanismus beruhen, nämlich einer Erhöhung der elektrophysiologischen Aktivität im Locus coeruleus.

Die bisher referierten Substanzen zur Provokation von Angstzuständen sind in ihren komplexen pharmakologischen Effekten noch nicht vollständig abgeklärt. An Substanzen mit bekannter pharmakologischer Spezifität sind bisher lediglich Isoproterenol und Yohimbin zur Provokation von Angstzuständen verwendet worden.

Da mehrere somatische Begleiterscheinungen von Panikattacken wie Tachykardie, Kurzatmigkeit, Schwitzen, durch beta-adrenerge Aktivation hervorgerufen werden (WEINER, 1980), war naheliegend, einen beta-adrenergen Agonisten, Isoproterenolhydrochlorid (WEINER, 1980), zur Provokation von Angstzuständen zu verwenden. In einer offenen Studie berichteten FROHLICH et al. (1969) sowie EASTON und SHERMAN (1976) das Auftreten von Panikattacken unter Isoproterenolinfusionen bei Angstpatienten. Diese Panikattacken sistierten sofort auf intravenöse Gabe des Beta-Blockers Propranolol. Seither wird eine beta-adrenerge Hypersensitivität bei Angstpatienten diskutiert. In doppelblind kontrollierten Studien wurde der anxiogene Effekt von Isoproterenol von RAINEY et al. (1984 a) FREEDMAN et al. (1984) sowie NESSE et al. (1984) repliziert. Hinsichtlich der physiologischen und biochemischen Effekte von Isoproterenol ergaben sich jedoch divergente Resultate:

FREEDMAN et al. (1984) berichteten bei Patienten signifikant höhere Ausgangswerte von HFQ und HLW, jedoch keinen Unterschied zu Kontrollen im Herzfrequenzanstieg auf Isoproterenol. Die Autoren interpretieren dies als Beleg für höhere sympathisch regulierte physiologische Aktivität bei gleicher Reagibilität des beta-adrenergen Systems. NESSE et al. (1984) hingegen, die Isoproterenol als Bolus-Injektion gaben, fanden zwar ebenso erhöhte Ausgangswerte für HFQ, Adrenalin und Cortisol, hingegen einen verminderten HFQ-Anstieg auf Isoproterenol. Der geringere HFQ-Anstieg auf Isoproterenol wurde als Beleg für eine geringere Sensitivität der beta-adrenergen Rezeptoren bei Panikpatienten gewertet.

Auch für Isoproterenol ist der Wirkmechanismus nicht vollständig geklärt: Obwohl die Befunde von NESSE et al. (1984) sowie der therapeutische Nutzen auf Panikattacken von trizyklischen Antidepressiva, die die beta-adrenergen Rezeptoren niederregulieren (SULSER und MOBLEY, 1981), für eine vermehrte adrenerge Stimulation und sekundär verminderte Sensitivität der Beta-Rezeptoren sprechen, sind damit nicht die von FROHLICH et al. (1967) sowie EASTON und SHERMAN (1976) berichteten Herzfrequenzanstiege und der sofortige antagonisierende Effekt von Propranolol erklärt. Dies würde eher für das Vorliegen einer vermehrten Sensitivität der beta-adrenergen Rezeptoren sprechen.

Der andere Teil des adrenergen Systems, der alpha-adrenerge, erscheint auf Grund der bisher vorliegenden Untersuchungen einen bedeutenderen Anteil an den Angstzuständen zugrundeliegenden Mechanismen zu haben. Das alpha-adrenerge System kann durch Yohimbin, einem vorwiegend $Alpha_2$-Rezeptoren-Antagonisten, spezifisch untersucht werden.

3.1 Yohimbin

Yohimbin, ein 3-Alpha-15-alpha-20-beta-17-alpha-Hydroxin-Yohimbin-16-alpha-Carboxylsäure-Methylester, zählt zur Gruppe der Indolalkaloide und weist strukturelle Ähnlichkeiten mit Reserpin auf. Bereits 1925 wurde entdeckt, daß Yohimbin adrenerge Stimulation antagonisiert (RAYMOND-HAMET) und Yohimbin demzufolge als alpha-adrenerger Antagonist klassifiziert. In wesentlich geringerem Ausmaße beeinflußt Yohimbin jedoch auch andere Systeme. Es wurden sowohl eine Stimulation von 5 HT-Rezeptoren (PAPESCHI et al., 1971), Blockade von 5 HT-Rezeptoren (GYERMEK, 1961; LAMBERT et al., 1978), sowie eine Blockade von Dopamin (D2)-Rezeptoren (SCATTON et al., 1980) beschrieben. In niedrigen Dosen blockiert Yohimbin vorwiegend die präsynaptisch lokalisierten $Alpha_2$-Autorezeptoren, in hohen Dosen hingegen überwiegt der antagonistische Effekt auf die postsynaptischen $Alpha_1$-Rezeptoren (STARKE et al., 1975; YAMAGUCHI, 1982). Ein weiterer Beleg für den vorwiegend $Alpha_2$-Rezeptorantagonismus von Yohimbin ist, daß es die Effekte von Clonidin, einem vorwiegend $Alpha_2$-Rezeptoragonisten antagonisiert (ANDEN et al., 1976; CONNOR et al., 1982; McKEARNEY, 1983). Tierexperimentell konnte gezeigt werden, daß Yohimbin Verhaltensweisen, die als Furchtäußerungen angesehen werden können, verstärkt (DAVIS et al., 1979; REDMOND und HUANG, 1979). Neben den oben erwähnten Untersuchungsstrategien, die vorwiegend der Aufdeckung des Wirkmechanismus von Yohimbin dienten, stand bei Untersuchungen am Menschen die potentiell angstinduzierende Wirkung von Yohimbin im Mittelpunkt des Interesses.

3.1.3 Effekte von Yohimbingabe bei Kontrollpersonen und psychiatrischen Patienten

Der erste Bericht über angstauslösende Wirkungen von Yohimbin stammt von HOLMBERG und GERSHON (1960). Sie gaben 51 männlichen Patienten verschiedener psychiatrischer Diagnosegruppen 0,5 mg/kg Yohimbin intravenös. Nach Yohimbingabe traten Tachykardie, Schwitzen, Angstzustände sowie bei einigen schizophrenen Patienten eine Zunahme der psychotischen Symptomatik auf. INGRAM (1962) applizierte 0,1 mg/kg Körpergewicht/min über 5 Minuten bei psychiatrischen Patienten unterschiedlicher Diagnosegruppen und fand ebenso Auftreten von Angst, Reizbarkeit, Unruhe, des weiteren Blutdruckerhöhung, Körpertemperaturanstieg, Abnahme des Hautwiderstandes sowie HFQ-Erhöhung. Nach Vorbehandlung mit Reserpin waren die psychischen Reaktionen auf Yohimbin vollständig antagonisiert. GARFIELD et al. (1967) applizierten 0,5 mg/kg Yohimbin 12 (7 schizophrene, 5 nicht-schizophrene) Patienten, die seit mindestens 4 Wochen medikamentenfrei waren. An 3 aufeinanderfolgenden Testtagen wurden randomisiert entweder Yohimbin, NaCl oder Adrenalinhydrochlorid (0,2 ug/kg) gegeben. Sowohl Yohimbin als auch Adrenalin riefen angstähnliche Zustandsbilder hervor, wobei Yohimbin stärkere Effekte als Adrenalin zeigte. Die Autoren wiesen jedoch bereits darauf hin, daß die durch Yohimbin bzw. Adrenalin induzierte Angst am ersten Testtag Erwartungsangst auf die folgenden Testtage induzierte.

In den darauffolgenden Jahren geriet die angstinduzierende Potenz von Yohimbin in Vergessenheit, bis es wiederum im Gefolge des zunehmenden Interesses an Angsterkrankungen aufgegriffen wurde. Bei gesunden Probanden führte orale Gabe von Yohimbin in Dosen von 10, 15 und 20 mg zu einem signifikanten Anstieg des Plasma-MHPG. Hingegen ergaben sich keine signifikanten Effekte auf den Blutdruck und lediglich schwach ausgeprägte Angstgefühle nach Einnahme von 20 mg Yohimbin (CHARNEY et al., 1982). Nach oraler Gabe von 30 bzw. 60 mg Yohimbin fanden HENAUER et al. (1983), daß beide Yohimbindosen zu einer signifikanten Zunahme von Blutdruck, HFQ und Angstgefühlen bei gesunden Probanden führte.

Eine placebokontrollierte Studie bei Patienten mit Panikerkrankung bzw. Agoraphobie mit Panikattacken (nach DSM-III) ergab, daß 20 mg Yohimbin oral, nicht

34

hingegen Placebo, bei 82 % der Patienten ausgeprägte Angst hervorrief (UHDE et al., 1984).

Placebokontrollierte Vergleichsuntersuchungen zwischen Patienten mit Panikerkrankung bzw. Agoraphobie mit Panikattacken und gesunden Kontrollen ergaben, daß 20 mg Yohimbin oral eine signifikant größere Zunahme von Angst, Nervosität, Unruhe und systolischem Blutdruck in der Patientengruppe hervorrief (CHARNEY et al., 1984). Nachdem die Patientenstichprobe auf insgesamt 68 Patienten erhöht werden konnte (CHARNEY et al., 1987), berichteten die Autoren, daß Yohimbin in einer Dosis von 20 mg oral bei 37 der 68 Patienten eine, den DSM-III-Kriterien entsprechende, Panikattacke hervorrief, hingegen nur bei einer der 20 gesunden Kontrollpersonen. Patienten, die nach Yohimbingabe eine Panikattacke erlitten, wiesen signifikant größere Anstiege von MHPG, Cortisol, systolischem Blutdruck und HFQ auf.

Aufgrund dieser Befunde könnte gefolgert werden, daß Yohimbin spezifisch bei Angstpatienten stärker ausgeprägte autonome und psychische Reaktionen hervorruft und Panikattacken aus einer Dysfunktion des Alpha2-adrenergen Autorezeptors resultieren. In diesem Zusammenhang ist von Interesse, ob Medikamente mit anxiolytischer Wirkung die angstinduzierenden Effekte von Yohimbin antagonisieren können.

3.1.4 Interaktion von Diazepam und Alprazolam mit Yohimbin

CHARNEY et al. (1983) waren wiederum die ersten, die die Effekte von Diazepam und Clonidin auf durch 30 mg Yohimbin induzierte Veränderungen untersuchten. Yohimbin führte zu einem signifikanten Anstieg von Angstgefühlen, dieser Effekt wurde vollständig durch Diazepam antagonisiert. Der durch Yohimbin hervorgerufene signifikante Anstieg des Plasma-MHPGs wurde durch Diazepamvorbehandlung jedoch nicht signifikant vermindert. Wiederum bei 8 gesunden Kontrollpersonen untersuchten CHARNEY et al. (1986) den Effekt von einer Akutgabe von 1,5 mg Alprazolam vor Applikation von 30 mg Yohimbin. Alprazolam reduzierte im Vergleich zu Placebo signifikant Plasma-MHPG und den Plasma-Cortisolspiegel, war jedoch ohne Effekt auf den durch Yohimbin induzierten MHPG-Anstieg. An subjektiven Effekten zeigte sich lediglich, daß Alprazolam signifikant Müdigkeit und Benommenheit erhöhte.

Die einzige Untersuchung über die Auswirkungen von längerfristiger Alprazolambehandlung auf yohimbininduzierte Veränderungen bei Angstpatienten, die bisher vorliegt, stammt ebenfalls von CHARNEY und HENINGER (1985). 14 Patienten mit Agoraphobie mit Panikattacken oder Panikerkrankung (nach DSM III) erhielten, nachdem sie mindestens 4 Wochen unter Placebobehandlung waren, am 1. Testtag Placebo, am 2. Testtag 20 mg Yohimbin oral. Das Zeitintervall zwischen den Testtagen schwankte zwischen einem Tag und 3 Wochen, Placebo- bzw. Yohimbingabe wurde nach 8- bis 12wöchiger Alprazolambehandlung wiederholt.

Unter Placebobehandlung rief Yohimbin bei 78% der Patienten einen stark ausgeprägten Anstieg der Angstsymptomatik hervor. Alprazolambehandlung führte zu einer signifikanten Abnahme der Ausgangswerte von Nervosität, Angst und Furcht und reduzierte signifikant den yohimbininduzierten Anstieg von Nervosität und Angstgefühlen. Alprazolam reduzierte auch signifikant den durch Yohimbin hervorgerufenen Anstieg des Plasma-MHPG, zeigte jedoch keinen Effekt auf die yohimbininduzierte Blutdruck- und HFQ-Erhöhung. Hervorzuheben ist, daß weder die Yohimbineffekte während Placebobehandlung noch während Alprazolambehandlung mit der klinischen Besserung in Verbindung gebracht werden konnten. Ebenso konnte kein korrelativer Zusammenhang zwischen den Alprazolameffekten auf subjektive und physiologische bzw. biochemische Parameter aufgezeigt werden.

3.1.5 Kritische Anmerkungen zu den Provokationsmethoden bei Kontrollpersonen und Angstpatienten

Die Mehrzahl der Untersucher der in den Abschnitten 3.1.1 bis 3.1.4 zitierten Studien interpretieren ihre Befunde im Rahmen eines rein biologischen Modells für Panikattacken und folgerten, daß Panikpatienten eine spezifische biologische Vulnerabilität hätten. Der empirische Beleg für diese Schlußfolgerung ist jedoch noch nicht erbracht. Bisher hat sich keine der verwendeten Substanzen als spezifisch zur Auslösung von Panikattacken bei Angstpatienten erwiesen.

Gesichert ist, daß Angstpatienten bereits bei geringeren Dosen als gesunde Kontrollpersonen mit Symptomen reagieren, die die DSM-III-Kriterien (APA, 1980) bzw. RDC-Kriterien (SPITZER et al., 1975) für Panikattacken erfüllen (CHARNEY et al. 1984, 1987). In beiden Kriterienkatalogen liegt jedoch das Hauptgewicht auf körperlichen Symptomen. Da Angstpatienten bereits zu Beginn der Untersuchung erhöhte Ausgangswerte in vielen der aufgelisteten körperlichen Symptome zeigen, genügt häufig das Auftreten von 1 oder 2 zusätzlichen Symptomen, d.h. eine relativ geringe Zunahme körperlicher Veränderungen, um die Kriterien für das Vorliegen einer Panikattacke zu erfüllen. Des weiteren wird gefolgert, daß die in der experimentellen Situation induzierten Veränderungen identisch mit früher erlebten Panikattacken wären. Dies zeigt ein methodologisches Problem auf, das prinzipiell nicht lösbar ist: Da gesunde Kontrollpersonen per definitionem niemals eine Panikattacke erlitten haben, sind sie - im Gegensatz zu Angstpatienten - nicht in der Lage, eine Übereinstimmung mit den durch eine anxiogene Substanz hervorgerufenen physiologischen Veränderungen und bereits früher erlebten Panikattacken anzugeben.

Die Art der gegebenen Instruktionen beeinflußt entscheidend die Erwartungshaltung. In den meisten vorliegenden Untersuchungen wurden Patienten und Kontrollpersonen detailliert über alle potentiellen Wirkungen und unerwünschten Nebenwirkungen informiert. RAPEE et al. (1986) konnte nachweisen, daß unterschiedliche Instruktionen bei Patienten mit Panikattacken bzw. mit sozialen Phobien signifikant unterschiedliche Effekte hervorriefen. Es ist davon auszugehen, daß Patienten, die sich durch die frühere Erfahrung von Panikattacken Veränderungen ihrer Körperfunktionen mehr bewußt sind (TYRER et al., 1980), auf vorhergesagte somatischen Effekte einer applizierten Substanz sensibler reagieren als gesunde Kontrollpersonen.

Des weiteren wurde der Einfluß kognitiver Variablen nicht in Betracht gezogen. CLARK und HENSLEY (1982) und van den HOUT und GRIEZ (1982) wiesen nach, daß pharmakologische Interventionen nur dann Panikattacken hervorrufen können, wenn körperliche Sensationen im Sinne von Kontrollverlust, Fehlen von Bewältigungsstrategien und Bedrohlichkeit dieser körperlichen Veränderungen interpretiert werden. Des weiteren ist von Bedeutung, ob diese körperlichen Empfindungen mit früheren Angstzuständen assoziiert werden (MARGRAF et al., 1986 a, b). Ein wichtiger konfondierender Faktor bei allen Infusions-Provokationsmethoden ist, daß den Patienten bekannt war, daß die Infusion gestoppt werden würde, wenn sie intensive Angst anzeigen würden. Dies könnte die Patienten dahingehend beeinflussen, ausgeprägtere Angst anzugeben, um eine Beendigung pharmakoinduzierter und mit früheren Angstzuständen assoziierter unangenehmer körperlicher Veränderungen zu erreichen.

Der Einfluß des experimentellen Designs (offen vs. kontrolliert; fixe Sequenz vs. randomisiert) und der experimentellen Situation ist von vielen Untersuchern vernachlässigt worden. Offene und kontrollierte Studien mit fixer Sequenz führen bei Angstpatienten zu einer erhöhten Wahrscheinlichkeit des Auftretens von Panikattacken. Das Wissen bzw. die Erwartung, eine anxiogene Substanz zu erhalten, führt zu höheren Ausgangswerten in physiologischen und subjektiv-verbalen Parametern (GARFIELD et al., 1967; MARGRAF et al., 1986 b). Höhere Ausgangswerte wiederum stehen in Zusammenhang mit der Häufigkeit des Auftretens von Panikattacken (YERAGANY et al., 1987 a; COWLEY et al., 1987) in Provokationsuntersuchungen. Bei Berücksichtigung der Ausgangswertunterschiede sind subjektive und physiologische Reaktionen zwischen Panikpatienten und Kontrollpersonen in etwa gleich (EHLERS et al., 1986).

Des weiteren ist die experimentelle Situation von Bedeutung: In den meisten Provokationsuntersuchungen liegt der Patient oder Proband isoliert in einem Zimmer, ohne Möglichkeit, sich durch externe Stimuli von den durch Pharmaka induzierten körperlichen Veränderungen ablenken zu können. Gerade bei Angstpatienten, die sensibler auf Veränderungen der Körperfunktionen reagieren (TYRER et al., 1980), wird dadurch das Auftreten von Panikattacken begünstigt. Strukturierung der Situation durch dazwischengeschaltete Aufgaben und dadurch die Möglichkeit, sich von internen Stimuli ablenken zu können, scheint die Auftretensfrequenz von Panikattacken zu reduzieren (NESSE et al., 1984).

Aufgrund der oben angeführten methodologischen Kritikpunkte war die vorliegende Untersuchung so konzipiert, daß folgende Fragestellungen beantwortet werden konnten:

1. Wie unterscheiden sich die durch Yohimbin induzierten subjektiven, physiologischen und biochemischen Veränderungen bei Angstpatienten und Kontrollen?

2. Welche Hinweise ergeben sich für eine erhöhte Reagibilität von Angstpatienten auf Yohimbin?

3. Wie verändert medikamentöse Therapie subjektive, physiologische und biochemische Reaktionen auf Yohimbin?

4. Wie wirken sich experimentelles Design, Instruktion und experimentelle Bedingungen auf die anxiogenen Effekte von Yohimbin aus?

3.2 Methodik

3.2.1 Probanden- und Patientenstichprobe

An der Studie nahmen 12, nach körperlicher Untersuchung, Routinelabor und EEG, körperlich gesunde Probanden teil. Sie zeigten im Rahmen eines semistrukturierten Interviews keine psychiatrischen Auffälligkeiten und waren ohne psychiatrische Vorerkrankungen. Keine der Kontrollpersonen hatte während der letzten 3 Monate vor Untersuchung psychoaktive Medikamente eingenommen.

Die Patientenstichprobe bestand aus insgesamt 14 Patienten, die die DSM-III-Kriterien für Panikerkrankung bzw. Agoraphobie und Panikattacken erfüllten, 7 unter Placebomedikation und 7 unter seit mindestens 14 Tagen konstanter Alprazolammedikation (Dosis zwischen 2,5 und 6 mg/Tag), die während der Zeit zwischen den beiden Testtagen konstant gehalten wurde. Sowohl Probanden als auch Patienten hielten die letzten 3 Tage vor Untersuchung eine monoaminarme Diät ein, um Ernährungseinflüsse auf die Katecholaminwerte konstant zu halten. Des weiteren gaben sowohl Probanden als auch Patienten ihr informiertes Einverständnis zur Teilnahme an den Untersuchungen.

Tabelle 3.1 gibt einen Überblick über die wichtigsten demographischen Daten der untersuchten Gruppen.

Tabelle 3.1. Demographische Daten der in die Untersuchung aufgenommenen Kontrollen, Patienten unter Placebomedikation (Plac. Pat.), Patienten unter Alprazolammedikation (Alpr. Pat.). (m = männlich, w = weiblich, Zig. = Zigaretten, p.a. = Panikattacke, STAI-X1 = Zustandsangst-Skala nach SPIELBERGER)

	Kontrollen	Plac.-Pat.	Alpr.-Pat.
Alter (Jahre)	34.5 + 5.8	36.0 + 7.3	37.0 + 6.7
Geschlecht	4 m, 8 w	2 m, 5 w	2 m, 5 w
Gewicht (kg)	65.5 + 7.44	69.9 + 16.4	67.7 + 16.7
Raucher	4	4	4
Zig/Tag	13.7 + 7.5	11.7 + 9.6	37.5 + 12.6
mg Alprazolam	--	–	3.8 + 2.0
p.a. /Woche	--	1.7 + 2.2	1.71 + 2.4
Diagnose (DSM III)	--	4 Panikerkr. 3 Agoraph.+ p.a	3 Panikerkr. 4 Agoraph.+ p.a
Krankhsd.(Jahre)		9.1 + 6.4	9.4 + 4.5
STAI-X1	27.6 + 5.6	49.4 + 7.3	42.4 + 6.6

3.2.2 Versuchsbedingungen

Alle Versuchspersonen bzw. Patienten nahmen an 2 Testtagen teil, an denen sie randomisiert unter Doppelblindbedingungen entweder 4 Placebo-Tabletten oder 4 Tabletten à 5 mg Yohimbin erhielten. In der Aufklärung über mögliche Nebenwirkungen wie Übelkeit, Herzjagen, Auftreten von Angstzuständen nach Yohimbineinnahme wurde betont, daß diese fast ausschließlich bei wesentlich höheren Dosen auftreten würden. Probanden und Kontrollen wurde versichert, daß sie jederzeit den Versuchsleiter zu sich rufen können und ein Medikament zur Verfügung steht, das diese Nebenwirkungen aufheben kann. Die Zeitdauer zwischen den beiden Testtagen betrug 3 - 4 Wochen, um Adaptationseffekte möglichst gering zu halten. Untersuchungsbeginn war um 8.45 h, die Gesamtdauer der Untersuchung betrug 23/4 Stunden. Die Probanden waren nüchtern bis zum Untersuchungsende. Sowohl vor als auch 90 min nach Placebo- bzw. Yohimbingabe wurde den Probanden 2 Belastungsbedingungen vorgegeben. Bei der Kopfrechenaufgabe vor Yohimbin- bzw. Placebogabe erhielten die Probanden die Instruktion, von der Zahl 500 kontinuierlich 7 abzuziehen, bis sie bei 0 angelangt waren. 90 min nach Yohimbin- bzw. Placeboeinnahme bestand die Aufgabe der Probanden darin, von der Zahl 1000 kontinuierlich 13 abzuziehen. Um den Leistungsdruck bei dieser Aufgabe zu erhöhen, wurde den Probanden mitgeteilt, daß diese Rechenaufgabe im Regelfall innerhalb von 2 min. bewältigt werden würde, sie jedoch 3 min Zeit hätten. Falls sie einen Fehler machen würden, müßten sie erneut bei der Ausgangszahl beginnen. Zusätzlich wurden sie darauf hingewiesen, daß die Anzahl der Versuche sowie die niedrigste Zahl, die sie innerhalb dieser 3 min erreichen, als ihre Leistung bewertet werden würden.

Beim Aufmerksamkeitsbelastungstest (Continuous performance task, CPT) erhielten die Probanden die Aufgabe, so oft die Sequenz "AX" auf dem Monitor zu sehen war, einen Knopf zu drücken. Diese Buchstabensequenz war randomisiert in den Buchstaben des Alphabets verteilt. Das Darreichungsintervall pro Buchstabe betrug initial 0,5 s, wurde dann je nach der Ausgangsleistung der Probanden (verspätete Antworten) automatisch der individuellen Reaktionszeit angepaßt. Diese Aufgabe dauerte 4 min nach jeder Minute wurde die Anzahl der ausgelassenen Antworten, der verspäteten Antworten und der inkorrekten Antworten registriert und verrechnet. Vor, zwischen und nach den Belastungsbedingungen wurden Ruhephasen von jeweils 3minütiger Dauer geschaltet. In Abständen von 15 min nach Einnahme von Yohimbin bzw. Placebo wurden die Probanden gefragt, welche Substanz sie glaubten, erhalten zu haben und wie sicher sie sich darüber waren. Am Schluß der Untersuchung wurden sie in einem freien Interview nochmals über den Versuch befragt. Diese Untersuchung wurde während des Forschungsaufenthaltes der Habilitandin an den National Institutes of Health, Bethesda, Maryland, USA, gemeinsam mit Theodore Zahn, Ph. D., Alan Breier, M.D. und Thomas Uhde, M.D., durchgeführt.

Tabelle 3.2 gibt einen Überblick über den zeitlichen Ablauf der Untersuchung sowie über die erhobenen Parameter.

Tabelle 3.2. Zeitplan der Untersuchung, Streßsituationen und Zeitpunkte der Blutentnahme und der subjektiven Befunderhebungen

Zeit (min)		
-60	LADER-Skala, VAS	<----i.v.
-30		<----NA,CORT
-20		<----NA,CORT
	3 min Ruhe	
	1 min Instruktion	
	3 min Kopfrechnen	
-11	VAS, LADER-Skala	
	3 min Ruhe	
	1 min Instruktion	
	4 min Aufmerksam- keitsbelastungstest	
- 3	3 min Ruhe Yohimbin/Placebo	
0	STAI X1	
+75	LADER-Skala, VAS	
+90		<----NA,CORT
	3 min Ruhe 1 min Instruktion 3 min Kopfrechnen	
+99	VAS, LADER-Skala	
	3 min Ruhe 1 min Instruktion	
	4 min Aufmerksam- keitsbelastungstest	
+107	3 min Ruhe Versuchsende	

3.2.3 Subjektive Beurteilungsinstrumente

Zu Beginn des Versuchs fülllten Probanden und Patienten die Stimmungsskala von
LADER (1980), die Angstzustandsskala von SPIELBERGER (STAI-X1, 1970)
sowie eine visuelle Analogskala aus. Bei dieser 100-mm-Analogskala gaben die Probanden durch einen senkrechten Strich an, wie sie sich zum Vorgabezeitpunkt in bezug auf Panik und Angstgefühle, Nervosität, Befürchtungen sowie Muskelanspannung fühlten. Die oben genannten Meßinstrumente wurden erneut 75 min
nach Yohimbin- bzw. Placeboeinnahme vorgelegt, zu einem Zeitpunkt, zu dem aufgrund der bisherigen Untersuchungen subjektive Yohimbin-Effekte zu erwarten waren.

Zusätzlich füllten die Probanden nach den beiden Rechenaufgaben die Stimmungsskala von LADER sowie die visuelle Analogskala aus.

3.2.4 Physiologische Parameter

Während des gesamten Versuchsablaufes wurden Herzfrequenz und elektrodermale
Aktivität kontinuierlich in 10-s-Intervallen on line registriert. Die Aufnahme erfolgte mit einem GRASS-Polygraphen (Modell 7 B) und wurde digitalisiert mit
einem PDP 11/10-Computer. Elektrodermale Aktivität (Hautleitreaktion als phasische Reaktionskomponente sowie Hautleitwert als tonische Komponente) wurde von
den distalen Phalangen der Mittel- und Ringfinger beider Hände mit BECKMANN-
Ag/AgCl-Elektroden registriert. Das Signal war an einen GRASS-DC-Vorverstärker
gekoppelt mit einer Schaltung wie sie erstmals von LYKKEN und VENABLES
(1971) beschrieben wurde. Die Herzfrequenz wurde von einem GRASS-Tachographen
vom EKG-Signal registriert. Das EKG selbst wurde über der Herzachse (linker
unterer Rippenbogen zum mittleren Teil der rechten Klavikula) abgeleitet.

3.2.5 Biochemische Parameter

Zu Beginn der Untersuchung wurde ein Verweilkatheter in die linke Kubitalvene
gelegt und mit 0,8%iger Kochsalzlösung freigehalten. Vor Yohimbin- bzw.
Placeboeinnahme wurde zweimalig (20 und 30 min nach Legen des Verweilkatheters) unter Ruhebedingungen Blut zur Bestimmung von NA und CORT abgenommen, ebenso 90 min. nach Yohimbin- bzw. Placeboeinnahme.

Blut zur Bestimmung von NA wurde in vorgekühlten Monovetten abgenommen
und sofort auf Eis gestellt. Die Oxydation der Katecholamine wurde durch Zugabe
von reduziertem Glutathion verhindert. Plasma, das innerhalb von 30 min nach
Entnahme durch Zentrifugieren gewonnen wurde, wurde bis zur Bestimmung bei -60°
C aufbewahrt. Die Bestimmung erfolgte im Labor der National Institutes of Health

durch Hochdruckflüssigkeits-Chromatographie mit elektrochemischer Detektion (CALIGURI und MEFFORD, 1984; SEPPALA et al., 1984). Um die Methoden-varianz zu reduzieren, wurden alle Plasmaproben zweifach bestimmt und der Mittel-wert zwischen den beiden Bestimmungen gebildet.

3.2.6 Datenanalyse

Die physiologischen Analogdaten wurden digitalisiert und on line gespeichert bis zur späteren computergesteuerten Datenanalyse, wie sie von ZAHN et al. (1986 a) beschrieben ist. Die Intervallwerte der Parameter der Herzaktion und der elektro-dermalen Aktivität wurden über die Ruheperioden und Belastungssituationen gemittelt. Folgende Parameter wurden analysiert: minimale, mittlere und maximale Herzfrequenz; Standardabweichung der minimalen, mittleren und maximalen Herz-frequenz; mittlere Differenz von maximaler und niedrigster Herzfrequenz sowie Haut-leitreaktionshäufigkeit und -amplitude, Standardabweichung der Hautleitreak-tionsamplitude, Erholungszeit, Erholungsrate; minimaler, mittlerer und maximaler Hautleitwert sowie Abfall des Hautleitwertes. Die Datenanalyse erfolgte mittels des standardisierten statistischen Analysesystems (SAS) und des biomedizinischen Pro-gramms (BMDP, DIXON, 1981). Yohimbineffekte auf Plasmacortisol, NA, HFQ, EDA und subjektive Meßinstrumente wurden mit einer Korrelations-Meßwiederho-lungsvarianzanalyse analysiert. Dies erlaubte eine Aussage über die statistische Sig-nifikanz der Haupteffekte der Yohimbingabe (Yohimbin vs. Placebo), Reihenfolge (1. vs. 2. Testtag) und Meßzeitpunkt (Veränderungen über die Untersuchungszeit-punkte hinweg) zwischen den untersuchten Gruppen (Patienten unter Placebobehand-ung vs..Patienten unter Alprazolambehandlung vs. Kontrollpersonen). Zur genaueren Spezifizierung der varianzanalytisch nachgewiesenen Effekte wurden zusätzlich post-hoc-t-Tests gerechnet. Die Berechnung von möglichen Zusammenhängen zwischen Veränderungen der physiologischen bzw. biochemischen Parameter und subjektiven Veränderungen erfolgte durch eine SPEARMAN-Rang-Korrelationsanalyse.

3.3 Ergebnisse

3.3.1 SPIELBERGER-Angstzustandsskala (STAI-X1)

Patienten unter Alprazolammedikation zeigten eine Zunahme der Angstwerte gegen Versuchsende, unabhängig von Placebo- oder Yohimbingabe, Patienten unter Place-bomedikation eine Abnahme nach Placebogabe und eine leichte Zunahme nach Yo-himbingabe (VA: Wechselwirkung Zeit x Patientengruppe: df 1,11; F = 6.11, p < .05). Angstpatienten hatten erneut höhere Werte zu Versuchsbeginn (x Alpr.-Pat. =

42.43; x Plac.-Pat. = 49.44; x Kontrollpersonen = 27,64), ein Befund der varianzanalytisch abgesichert ist (VA: Gruppenhaupteffekt: df 2,21; F = 8.22; p < .01). In
allen 3 Gruppen ließ sich kein signifikanter Yohimbineffekt nachweisen.

3.3.2   Stimmungsskala nach LADER

3.3.2.1   Gruppenunterschiede zu Versuchsbeginn

Über alle Stimmungsbereiche hinweg unterschieden sich die beiden Patientengruppen nicht voneinander. Im Vergleich zu den Kontrollpersonen hingegen schätzten sich sowohl Patienten unter Placebo- als auch unter Alprazolammedikation
schläfriger (VA: df 2,21; F = 3,97; p < .05), aufgeregter (VA: df 2,21; F = 8.10; p <
.01), schwächer (VA: df 2,21; F = 6.33; p < .01), verwirrter (VA: df 2,21; F = 6.38;
p < .01), ungeschickter (df 2,21; F = 7.77; p < .01), unzufriedener (df 2,21; F = 4.9,
p < .01), unruhiger (df 2,21; F = 5.62; p < .01), verlangsamter (df 2,21; F = 4,02; p
< .05), angespannter (df 2,21; F = 4,65; p < .05), inkompetenter (df 2,21; F = 6.61;
p < .01) und feindseliger (df 2,21; F = 6.25; p < .01) ein.

3.3.2.2   Yohimbineffekte

Patienten, jedoch nicht Kontrollpersonen, fühlten sich nach Einnahme von Yohimbin nach der Kopfrechenaufgabe müder (VA: Yohimbin x Situation: df 1,11; F =
6.53; p < .05), aufgeregter (VA; Yohimbin x Zeit: df 1,11; F = 8.49; p .< 01),
angespannter (VA: Yohimbin x Zeit: df 1,11; F = 11.03; p < .01) und feindseliger
(df 1,11; F = 8.95; p < .01).

3.3.2.3   Situationseffekte

Nach der Kopfrechenaufgabe schätzten sich sowohl Kontrollen als auch Patienten als
aufgeregter (VA: df 1,21; F = 28,57; p < .001), verwirrter (VA: df 1,21; F = 9.60; p
< .01), unzufriedener (df 1,21; F = 11.31; p < .01), unruhiger (df 1,21; F = 11.71; p
< .01), verlangsamter (df 1,21; F = 22.06; < p. 001), angespannter (df 1,21; F =
24.02; p < .001), inkompetenter (df 1,21; F 11.79; p < .01) und feindseliger (df
1,21; F = 13.26; p < .001) ein.

3.3.2.4 Zeiteffekte

Zeiteffekte waren lediglich bei Kontrollpersonen zu verzeichnen. Sie fühlten sich im Versuchsablauf schläfriger (df 1,10; F = 6.06; p < .05), verwirrter (df 1,10; F = 7.83; p < .01), lethargischer (df 1,10; F = 4.94; p < .05) und inkompetenter (df 1,10; F = 5.58; p < .05).

3.3.3 Visuelle Analogskalen

3.3.3.1 Panikgefühle

Tabelle 3.3. Mittelwert (x) und Standardabweichung (s) subjektiv beurteilter Panikgefühle in Ruhe und nach der Kopfrechenaufgabe (KR) vor (Ruhe 1 und KR 1) und nach (Ruhe 2 und KR 2) Yohimbin- bzw. Placeboeinnahme

			Ruhe 1	KR 1	Ruhe 2	KR 2
Kontr.	Yoh.	x	5.00	21.70	9.25	19.33
n = 12		s	4.69	20.85	8.87	29.55
	Plac.	x	2.83	18.55	9.58	18.65
		s	2.69	29.88	12.94	23.26
Plac.Pat.	Yoh.	x	25.62	25.37	33.50	40.38
n = 7		s	21.84	23.18	24.34	33.22
	Plac.	x	31.63	35.00	15.37	30.50
		s	24.52	20.33	18.68	1.34
Alpr.Pat.	Yoh.	x	8.28	10.71	29.29	35.43
n = 7		s	4.84	12.03	34.55	35.53
	Plac.	x	20.71	30.29	15.28	29.00
		s	23.73	31.80	15.27	36.06

Aufgrund der großen Standardabweichungen ergab sich kein signifikanter Unterschied zwischen den 3 untersuchten Gruppen. Die Rechensituation rief sowohl bei Patienten als auch bei Kontrollpersonen eine Zunahme der Panikgefühle hervor (df 1,21; F = 8.11; p < .01). Beide Patientengruppen, nicht hingegen Kontrollpersonen, reagierten nach Yohimbinapplikation mit einer Zunahme von Panikgefühlen (VA: Wechselwirkung Yohimbin x Zeit: df 1,21; F = 12.34; p < .01; Wechselwirkung Yohimbin x Zeit x Gruppe: df 2,21; F = 5.17; p < .01) (siehe Tabelle 3.3, Abb. 3.1).

3.3.3.2   Angstgefühle

Tabelle 3.4. Mittelwert (x) und Standardabweichung (s) subjektiv beurteilter Angst in Ruhe und nach der Kopfrechenaufgabe (KR) vor (Ruhe 1 und KR 1) und nach (Ruhe 2 und KR 2) Yohimbin- bzw- Placeboeinnahme

		Ruhe 1	KR 1	Ruhe 2	KR 2
Kontr.	Yoh.	x 8.33	20.66	10 42	18.58
n = 12		s 8.59	22.71	9.61	27.07
	Plac.	x 7.08	25.16	16.10	21.33
		s 6.47	24.96	13.68	21.89
Plac.Pat.	Yoh.	x 34.38	30.87	40.25	42.13
n = 7		s 28.51	21.12	27.90	27.12
	Plac.	x 45.38	51.00	24.63	34.13
		s 24.71	18.02	20.53	22.43
Alpr.Pat.	Yoh.	x 24.14	36.42	34.00	46.57
n = 7		s 24.21	25.42	35.10	39.16
	Plac.	x 31.14	40.00	18.85	31.85
		s 30.28	36.14	18.41	34.14

Beide Patientengruppen hatten signifikant höhere Angstausgangswerte im Vergleich zu den Kontrollpersonen (VA: df 2,21; F = 3.45; p < .05). Die Rechensituation führte zu einer Zunahme der subjektiv bewerteten Angstgefühle (VA: df 1,21; F = 8.39; p < .01). Beide Patientengruppen reagierten im Gegensatz zu Kontrollen auf Yohimbinapplikation mit einer signifikanten Zunahme von Angstgefühlen (df 1,21; F = 11.97; p < .01; Wechselwirkung Yohimbin x Zeit x Gruppe: df 2,21; F = 3.65; p < .05) (Siehe Tabelle 3.4, Abb. 3.1).

3.3.3.3 Nervosität

Tabelle 3.5: Mittelwert (x) und Standardabweichung (s) subjektiv beurteilter Nervosität in Ruhe und nach der Kopfrechenaufgabe (KR) vor (Ruhe1 und KR1) und nach (Ruhe2 und KR2) Yohimbin- bzw. Placeboeinnahme.

		Ruhe 1	KR 1	Ruhe 2	KR 2
Kontr.	Yoh.	x 7.49	24.65	15.26	23.90
n = 12		s 7.46	18.62	11.72	25.65
	Plac.	x 5.92	30.60	8.91	24.50
		s 3.95	25.52	10.65	22.89
Plac.Pat.	Yoh.	x 30.75	36.30	36.40	46.00
n = 7		s 19.22	26.49	22.39	25.66
	Plac.	x 45.63	53.38	21.88	35.13
		s 24.51	20.61	21.78	21.29
Alpr.Pat.	Yoh.	x 29.71	43.43	30.14	52.00
n = 7		s 23.19	24.37	30.56	34.31
	Plac.	x 33.28	39.29	21.43	33.57
		s 34.21	35.86	21.94	37.32

Angstpatienten zeigten in allen Situationen signifikant höhere Werte als Kontrollpersonen (VA: df 2,21; F = 3.64; p < .05). Sowohl bei Patienten als auch Probanden führte die Rechensituation zu einer signifikanten Zunahme der selbstbeurteilten Nervosität (VA: df 1,21; F = 13.96; p < .001). Wiederum reagierten ausschließlich beide Patientengruppen auf Yohimbinapplikation mit einer Zunahme von Nervosität (Interaktion Yohimbin x Zeit: df 1,11; F = 6.92; p < .05). Diese Zunahme war bei Patienten unter Placebotherapie ausgeprägter als bei Patienten unter Alprazolammedikation (siehe Tabelle 3.5, Abb. 3.1).

Die Abbildung 3.1 faßt die Yohimbineffekte auf Panik- und Angstgefühle sowie Nervosität zusammen.

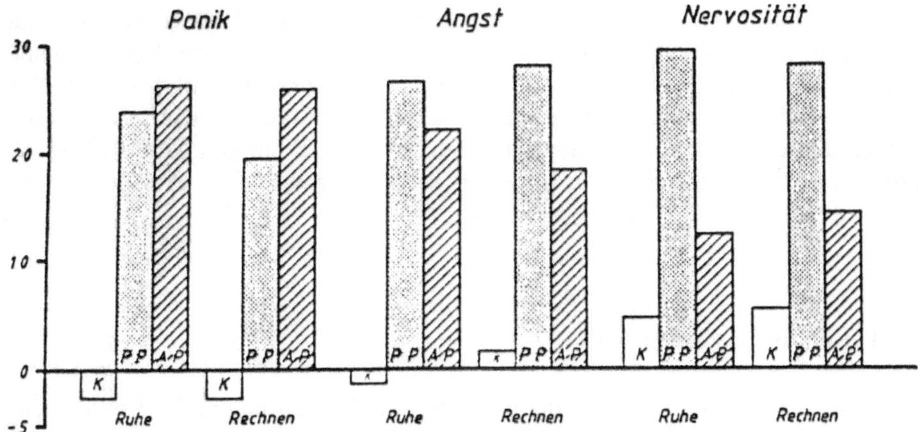

Abb. 3.1. Veränderungen in subjektiv beurteilten Panik- und Angstgefühlen sowie Nervosität nach Yohimbin - im Vergleich zu Placeboapplikation - bei Kontrollpersonen (K), Patienten unter Placebomedikation (PP) und Patienten unter Alprazolammedikation (AP) in Ruhe und nach der Kopfrechenaufgabe (Rechnen)

3.3.3.4 Identifikation von Yohimbin bzw. Placebo

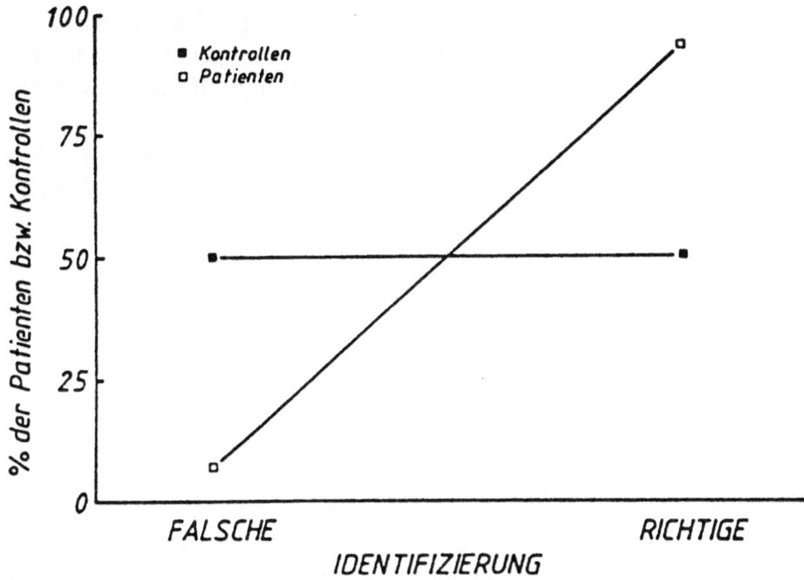

Abb. 3.2. Prozentsatz der Patienten und Kontrollpersonen, die Yohimbin richtig bzw. falsch identifizierten

48

Wie aus Abbildung 3.2 ersichtlich ist, unterschieden nur 50% (6 von 12) der
Probanden, hingegen 93% (13 von 14) der Patienten richtig zwischen Yohimbin und
Placebo. Dieser Unterschied ist signifikant (Chi-Quadrat = 4.05; p < .05). Des
weiteren fand sich ein hochsignifikanter Unterschied für die Zeitdauer, die benötigt
wurde, um eine Entscheidung über die Einnahme von Yohimbin bzw. Placebo zu
fällen (VA: df 1,22; F = 28.71; p < .001; x Patienten = 27,7, x Probanden = 80
min)

3.3.4 Leistungsparameter

Yohimbin beeinflußte bei keiner der drei Gruppen die Leistung in der Kopfrechenaufgabe, ebenso bestand kein Unterschied zwischen den 3 Gruppen hinsichtlich der
niedrigsten Zahl und der Endzahl, die sie erreichten.

Beim kontinuierlichen Aufmerksamkeitsbelastungstest (CPT) ergaben sich lediglich
bei zwei der insgesamt 14 erfaßten Leistungsparameter Unterschiede zwischen den
Gruppen. Die Patienten unter Placebo, die Yohimbin am ersten Testtag erhielten,
machten nach Yohimbinapplikation mehr Auslaßfehler. Dies zeigte sich in der
signifikanten Wechselwirkung Gruppe x Reihenfolge (df 2,19; F = 5.07; p < .01)
sowie in der Wechselwirkung Medikament x Reihenfolge (df 1,19; F = 7.66; p <
.01). Hinsichtlich der unrichtigen Antworten zeigte sich, daß die Gruppe der Patienten unter Alprazolam, die Yohimbin am zweiten Testtag erhielten, nach Yohimbinapplikation mehr unrichtige Antworten gaben (VA: Gruppenhaupteffekt; df 2,19;
F 8.86; p < .001; Wechselwirkung Gruppe x Reihenfolge: df 2,19; F = 6.41; p <
.01; Wechselwirkung Medikament x Reihenfolge: df 1,19; F = 5.27; p < .05).
   Ansonsten ergaben sich keinerlei Unterschiede hinsichtlich der Leistungsfähigkeit
im Aufmerksamkeitsbelastungstest zwischen den Gruppen nach Yohimbinapplikation.

3.3.5 Physiologische Parameter

3.3.5.1 Variabilität der mittleren Herzfrequenz

Yohimbin führte bei der Standardabweichung der mittleren Herzfrequenz, die als
Variabilitätsmaß der Herzfrequenz angesehen wird, zu einer Erhöhung bzw. geringeren Verminderung in Ruhe, während der Rechenaufgabe und dem Aufmerksamkeitsbelastungstest in allen 3 untersuchten Gruppen (VA: df 1,24; F = 12.21; p
< .001; Wechselwirkung Medikament x Zeit: df 1,24; F = 5.85; p < .05). Die

Tabelle 3.6. Mittelwert (x) und Standardabweichung (s) der Standardabweichung der mittleren Herzfrequenz in Ruhe, während Kopfrechnen (KR), Aufmerksamkeitsbelastungstest (CPT) vor (prä) bzw. nach (post) Yohimbin- (Yoh) bzw. Placebo-(Plac)einnahme

			Kontrollen		Plac. Pat.		Alpr.Pat.	
			Yoh.	Plac.	Yoh.	Plac.	Yoh.	Plac.
prä	Ruhe	x	3.89	2.96	2.87	3.05	2.10	3.24
		s	1.67	1.36	1.35	0.95	0.60	1.69
	KR	x	3.89	3.79	6.51	6.86	3.44	3.28
		s	0.96	1.46	7.19	6.21	1.52	3.40
	Ruhe	x	3.85	3.05	3.53	3.66	3.22	2.60
		s	1.69	1.46	1.56	1.94	1.50	0.65
	CPT	x	2.17	2.09	2.51	2.80	1.99	2.33
		s	0.89	0.74	0.77	1.76	0.60	0.82
	Ruhe	x	2.54	3.21	4.10	2.79	3.23	2.71
		s	0.99	1.44	1.51	1.32	1.42	1.22
post	Ruhe	x	4.28	3.50	4.04	2.98	3.68	2.98
		s	1.99	1.67	3.33	1.33	1.59	0.85
	KR	x	3.92	3.44	6.18	5.67	4.40	3.88
		s	1.65	1.49	5.58	6.03	2.72	2.80
	Ruhe	x	3.26	3.38	3.56	3.63	4.53	2.96
		s	1.32	1.99	1.27	2.83	1.75	1.22
	CPT	x	2.61	2.02	2.85	2.67	2.89	2.23
		s	1.05	0.55	1.13	1.15	0.84	1.07
	Ruhe	x	3.60	3.82	4.30	2.97	4.03	3.01
		s	1.49	1.22	1.53	1.54	1.61	1.78

Rechensituation führte zu einer signifikanten Erhöhung der Herzfrequenzvariabilität im Vergleich zur Ruhesituation, nicht hingegen der Aufmerksamkeitsbelastungstest (Situation: df 5,120; F = 8.05; p < .01). Die Dreifachwechselwirkung Medikament x Situation x Gruppe (df 10,120; F = 2.10; p < .05) ist darauf zurückzuführen, daß in der Alprazolam-Patientengruppe Yohimbinapplikation im Gegensatz zu den beiden anderen Gruppen in allen Situationen zu einer ausgeprägten Erhöhung der Herzfrequenzvariabilität führte (siehe Tabelle 3.6, Abb. 3.3).

3.3.5.2 Maximale Herzfrequenz

Tabelle 3.7. Mittelwert (x) und Standardabweichung (s) der maximalen Herzfrequenz in Ruhe, während Kopfrechnen (KR), Aufmerksamkeitsbelastungstest (CPT) vor (prä) und nach (post) Yohimbin- (Yoh) bzw. Placebo- (Plac)einnahme

			Kontrollen		Plac. Pat.		Alpr. Pat.	
			Yoh.	Plac.	Yoh.	Plac.	Yoh.	Plac.
prä	Ruhe	x	81.4	77.2	79.5	87.4	79.5	77.8
		s	6.8	8.4	11.9	12.9	9.7	7.6
	KR	x	96.7	92.4	99.9	103.1	91.4	88.9
		s	6.3	7.9	21.4	23.3	3.8	9.1
	Ruhe	x	86.8	80.0	84.7	87.2	86.5	81.3
		s	9.5	6.2	10.7	10.2	4.9	6.7
	CPT	x	86.0	82.1	82.0	86.3	80.4	84.7
		s	9.5	6.9	9.8	13.1	8.0	4.9
	Ruhe	x	81.4	80.5	87.4	82.8	83.1	81.7
		s	7.3	6.8	9.4	8.1	6.3	8.2
post	Ruhe	x	81.7	73.8	84.2	81.1	84.5	76.1
		s	8.2	8.9	9.3	8.3	7.6	7.9
	KR	x	96.0	85.1	03.5	91.0	101.0	94.0
		s	11.9	7.6	23.8	25.5	3.5	11.2
	Ruhe	x	81.9	76.9	86.4	83.2	87.4	83.1
		s	8.1	9.0	12.6	12.4	8.5	6.7
	CPT	x	85.1	77.9	85.8	81.8	86.6	81.6
		s	8.9	7.5	11.4	9.2	9.2	9.2
	Ruhe	x	81.8	77.5	89.1	77.8	87.0	81.5
		s	7.9	8.4	10.5	9.8	8.6	8.7

Wiederum führte Yohimbin in allen 3 Gruppen zu einer Erhöhung bzw. geringeren Verminderung der maximalen Herzfrequenz (VA: Yohimbin: df 1,21; $F = 8.21$; $p < .01$; Wechselwirkung Yohimbin x Zeit: df 1,21; $F = 13.76$; $p < .001$). Erneut führte die Kopfrechensituation, jedoch nicht der Aufmerksamkeitsbelastungstest zu einer signifikanten Zunahme der maximalen Herzfrequenz (Situation: df 5,105; $F = 36,51$; $p < .001$). Der Yohimbineffekt war in beiden Patientengruppen beim Kopfrechnen und beim Aufmerksamkeitsbelastungstest ausgeprägter als bei den Kontrollen (Wechselwirkung Yohimbin x Situation x Gruppe: df 10,105; $F = 2.73$; $p < .01$)

(siehe Tabelle 3.7, Abb. 3.3). Hinsichtlich der Ausgangswerte fanden sich keine Unterschiede zwischen den Gruppen.

Abbildung 3.3 verdeutlicht nochmals die Effekte von Yohimbin auf die maximale HFQ und die HFQ-Variabilität.

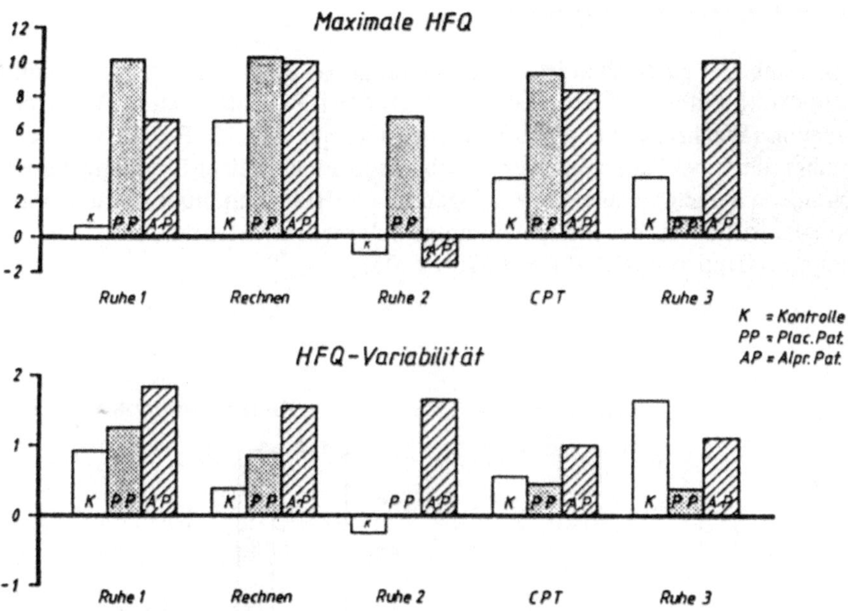

Abb. 3.3. Yohimbineffekte im Vergleich zu Placebo auf die maximale HFQ und die Variabilität der mittleren HFQ in den Ruhephasen (Ruhe), während der Rechensituation (KR) und dem Aufmerksamkeitsbelastungstest (CPT) bei Kontrollpersonen (K), Patienten unter Placebomedikation (PP) und Patienten unter Alprazolammedikation (AP)

3.3.5.3   Andere Kennwerte der Herzfrequenz

In anderen Kennwerten der Herzfrequenz (minimale und mittlere Herzfrequenz und Standardabweichung der minimalen und maximalen Herzfrequenz als Variabilitätsmaße) führte Yohimbin zu einer Erhöhung bzw. geringeren Verminderung sowohl in Ruhe als auch während der Kopfrechenaufgabe ohne Unterschiede zwischen den 3 untersuchten Gruppen. Über alle Bedingungen hinweg ergab sich ein Adaptationseffekt dahingehend, daß im Versuchsablauf eine Erniedrigung der Herzfrequenzmaße zu verzeichnen war. Die Rechensituation führte zu einer signifikanten Erhöhung der Herzfrequenzmaße, nicht hingegen der Aufmerksamkeitsbelastungstest.

3.3.5.4 Elektrodermale Aktivität (Hautleitreaktion und Hautleitwert)

3.3.5.4.1 Hautleitreaktionserholungsrate und Hautleitreaktionsamplitude

Wie aus Abb. 3.4 zu ersehen ist, führt Yohimbin zu einem signifikanten Abfall der Erholungsrate (df 1,15; F = 9.01; p < .01) bei Patienten unter Alprazolam-Medikation (Wechselwirkung Medikament x Gruppe: df 1,70; F = 20.86; p < .01). Yohimbin führte bei Patienten unter Placebomedikation zu einer Erhöhung der HLR-Amplitude in Ruhe und zu einer Verringerung der HLR-Amplitude vor allem in der Kopfrechensituation bei Patienten unter Alprazolam-Medikation (VA: WW Yohimbin x Gruppe: df 1,19; F = 3.42; p < .05).

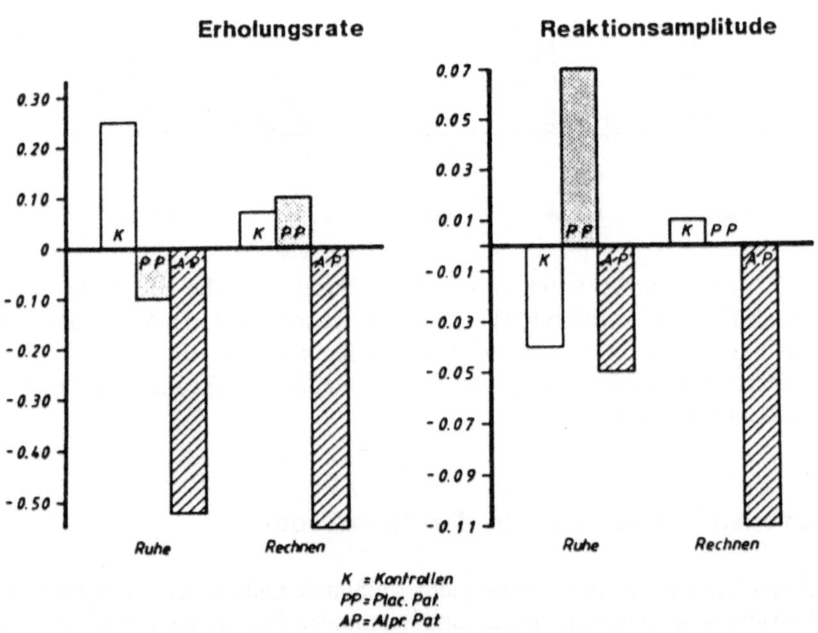

Abb. 3.4. Yohimbineffekte im Vergleich zu Placebo auf die Hautleitreaktions-erholungsrate und Hautleitreaktionsamplitude in Ruhe und während Kopfrechnen (KR) bei Kontrollpersonen (K), Patienten unter Placebomedikation (PP) und Patienten unter Alprazolammedikation (AP)

3.3.5.4.2 Hautleitwertmaximum

Tabelle 3.8. Mittelwert (x) und Standardabweichung (s) des Hautleitwertmaximums bei Ruhe (R), Kopfrechnen (KR), Aufmerksamkeitsbelastungstest (CPT) vor (prä) und nach (post) Einnahme von Yohimbin (Yoh.) bzw. Placebo (Plac.)

| | | | Kontrollen | | Plac. Pat. | | Alpr. Pat. | |
			Yoh.	Plac.	Yoh.	Plac.	Yoh.	Plac.
prä	Ruhe	x	6.87	5.49	5.40	5.28	4.33	3.02
		s	3.49	2.55	5.29	5.59	3.72	2.27
	KR	x	9.85	9.25	6 58	7.38	5.81	4.18
		s	2.82	2.97	6.25	7.37	2.69	2.56
	Ruhe	x	7.82	6.90	4.98	3.76	5.03	5.42
		s	2.26	1.56	4.63	4.70	2.85	2.19
	CPT	x	8.65	8.25	6.28	3.98	5.88	6.62
		s	2.53	2.53	6.46	5.60	1.94	1.92
	Ruhe	x	6.55	6.43	5.39	3.65	4.81	5.28
		s	2.49	2.24	5.39	4.15	2.09	1.94
post	Ruhe	x	6.19	4.89	5.41	3.11	4.30	4.50
		s	2.38	2.01	5.30	3.26	1.81	1.68
	KR	x	7.57	6.76	6.32	3.84	4.68	5.34
		s	2.39	2.60	6.06	4.99	1.52	1.81
	Ruhe	x	6.11	5.08	5.18	3.58	4.19	4.41
		s	2.18	1.85	4.78	3.51	1.68	1.61
	CPT	x	6.46	5.46	5.68	3.87	4.38	5.12
		s	2.39	2.15	6.32	4.85	1.53	1.70
	Ruhe	x	5.89	4.75	5.63	3.71	4.25	4.45
		s	2.11	1.73	5.54	3.48	1.58	1.66

In diesem Parameter ergab sich ein signifikanter Yohimbineffekt ohne Unterschiede zwischen den Gruppen (VA: df 1,24; F = 4.80; p < .05) dahingehend, daß Yohimbin den Abfall des Hautleitwertmaximums in der zweiten Testhälfte verminderte (Tabelle 3.8). Dieser Abfall des Hautleitwertmaximums spiegelt sich auch im signifikanten Zeiteffekt wider (df 1,24; F = 9.86; p < .01). Kopfrechnen, jedoch nicht der Aufmerksamkeitsbelastungstest führte zu einer signifikanten Erhöhung des Hautleitwertmaximums (Situation: df 5,120; F = 22.79; p < .0001). Die signifikante Wechselwirkung Situation x Gruppe (df 10,120; F = 2.88; p < .05) spiegelt wider, daß die Kontrollpersonen auf die Kopfrechensituation wesentlich stärker reagierten als die Patientengruppen. In der zweiten Testhälfte war die durch die Kopfrechensituation hervorgerufene Erhöhung geringer ausgeprägt als beim ersten Durchgang (Wechselwirkung Zeit x Situation: df 5,120; F = 9.51; p < .0001).

3.3.5.4.3 Andere Parameter der elektrodermalen Aktivität

Bei den anderen Parametern der elektrodermalen Aktivität (Erholungszeit der Hautleitreaktion, Hautleitreaktionsamplitude, Hautleitreaktionsabfall, mittlerer Hautleitwert, minimaler Hautleitwert, Hautleitwertabfall, unspezifische Hautleitreaktion) ergaben sich weder signifikante Yohimbineffekte noch Unterschiede zwischen den untersuchten 3 Gruppen. Aus diesen Gründen wird auf eine gesonderte Besprechung verzichtet.

3.3.6 Biochemische Parameter

3.3.6.1 Cortisol

Tabelle 3.9. Mittelwert (x) und Standardabweichung (s) von Cortisol (pg/ml) vor (-30) bzw. nach (+90) min. Einnahme von Yohimbin (Yoh.) bzw. Placebo (Plac.)

		prä	post
		- 30	+ 90
Kontr.	Yoh.	x 13.48	x 12.24
		s 8.04	s 6.51
n = 12	Plac.	x 12.95	x 8.79
		s 8.12	s 4.74
Plac.Pat.	Yoh.	x 12.82	x 11.22
		s 5.80	s 8.36
n = 7	Plac.	x 11.75	x 7.77
		s 4.13	s 2.69
Alpr.Pat.	Yoh.	x 9.81	x 11.71
		s 0.57	s 4.81
n = 7	Plac.	x 12.25	x 10.07
		s 2.48	s 2.61

Der durch die zirkadiane Rhythmik bedingte Cortisolabfall im Versuchsablauf spiegelt sich im signifikanten Zeiteffekt wider (df 1,23; F = 5.70; p < .02) (Tabelle 3.9).

Yohimbin führte zu einer Verminderung des Cortisolabfalls bei Kontrollpersonen und Patienten unter Placebo-Medikation bzw. zu einer Cortisolerhöhung bei Patienten unter Alprazolam-Medikation (VA: Yohimbinhaupteffekt: df 1,23; F = 3.87; p < .05; Wechselwirkung Yohimbin x Zeit: df 1,23; F = 7.38; p < .01; Wechselwirkung Yohimbin x Gruppe: df 1,10; F = 5.23; p < .05) (Abb. 3.5).

3.3.6.2 Noradrenalin

Tabelle 3.10. Mittelwert (x) und Standardabweichung (s) von Noradrenalin (pg/ml) vor (-30, -20) bzw. nach (+90) min. Einnahme von Yohimbin (Yoh.) bzw. Placebo (Plac.)

		- 30	- 20	+ 90
Kontrollen	Yoh.	x 166	x 163	x 368
n = 12	Plac.	x 126	x 135	x 160
		s 41	s 41	s 68
Plac. Pat.	Yoh.	x 188	x 189	x 462
		s 90	s 82	s 416
n = 7	Plac.	x 220	x 200	x 217
		s 67	s 40	s 64
Alpr.Pat.	Yoh.	x 135	x 136	x 312
		s 39	s 53	s 85
n = 7	Plac.	x 172	x 165	x 165
		s 60	s 53	s 33

Über alle 3 Gruppen hinweg induzierte Yohimbin eine signifikante Erhöhung der Noradrenalinwerte (VA: Yohimbin: df 1,20; F = 4.44; p < .05; Wechselwirkung Yohimbin x Zeit: df 2,40; F = 11.20; p <.001). Die stärkste Noradrenalinerhöhung durch Yohimbin war in der Patientengruppe unter Placebomedikation zu verzeichnen, ohne jedoch statistisches Signifikanzniveau zu erreichen (Tabelle 3.10, Abb. 3.5).

Die nun folgende Abb. 3.5 faßt die durch Yohimbin induzierten Veränderungen der biochemischen Parameter zusammen.

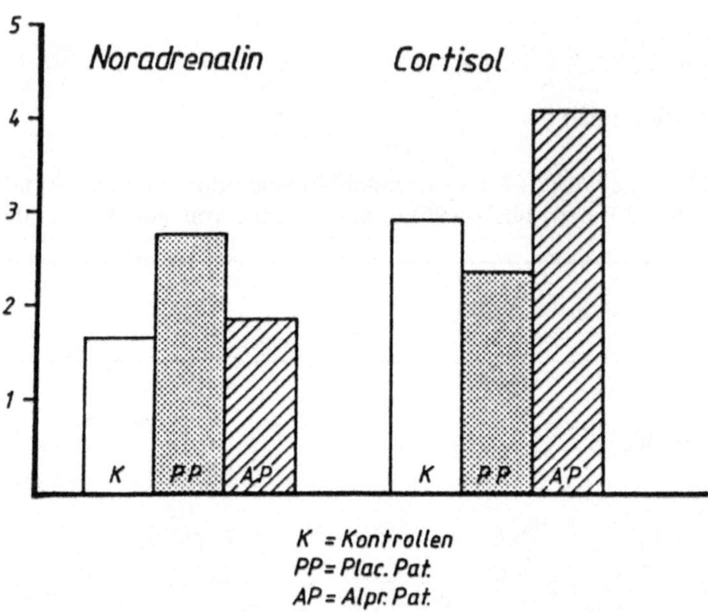

Abb. 3.5. Yohimbineffekte auf Noradrenalin (NA) und Cortisol (CORT), berechnet als Differenz zwischen NA bzw. CORT nach Yohimbingabe (+ 90) minus NA bzw. CORT vor Yohimbingabe (- 30) und NA bzw. CORT vor Placebogabe (- 30) bei Kontrollen (K) Patienten unter Placebomedikation (PP) und Patienten unter Alprazolammedikation (AP)

3.4   Diskussion

Vorauszuschicken ist, daß im folgenden eine Diskussion der Ausgangswerte von subjektiven, physiologischen und biochemischen Parametern nur dann erfolgt, wenn dies für die Auswirkungen der experimentellen Situation auf die Ausgangswerte relevant ist. Eine detaillierte Diskussion der Ausgangswerte wird in Kapitel 4 zusammen mit den Ergebnissen der Streßuntersuchung erfolgen.

3.4.1 Yohimbineffekte bei Patienten mit Panikerkrankung bzw. Agoraphobie mit Panikattacken

In der vorliegenden Untersuchung konnte nachgewiesen werden, daß Yohimbin bei Angstpatienten - trotz erhöhter Ausgangswerte - in den subjektiven Parametern zu einer deutlichen Zunahme von Panik- und Angstgefühlen, Nervosität, Befürchtungen und Muskelanspannung führte. Hingegen zeigte sich in der SPIELBERGER-Angstzustandsskala kein signifikanter Yohimbineffekt. Dies spiegelt wider, daß die Applikation von 20 mg Yohimbin insgesamt lediglich mittelgradig ausgeprägte Angst hervorrief. Dies zeigt gleichzeitig, daß die Verwendung von visuellen Analogskalen Veränderungen deutlicher abbildet als - wie in der SPIELBERGER-Skala verwendet - vierstufig skalierte Adjektive. Die in dieser Untersuchung gefundenen Effekte von Yohimbin auf die subjektive Befindlichkeit entsprechen denjenigen, die in den bisher durchgeführten Provokationsuntersuchungen mit Yohimbin berichtet wurden (UHDE et al. 1984; CHARNEY et al. 1984, 1987). Das Fehlen anxiogener Effekte von 20 mg Yohimbin bei gesunden Kontrollen in unserer Studie ist ebenso von CHARNEY et al. (1982) berichtet worden. Hingegen fanden HENAUER et al. (1983) bei Gabe von 30 bzw. 60 mg Yohimbin eine signifikante Angstzunahme (gemessen mit der SPIELBERGER-Angstzustandsskala), ebenso traten Angstzustände bei i.v. Applikation von 2,5 bis ca. 35 mg Yohimbin bei verschiedenen psychiatrischen Krankheitsgruppen (HOLMBERG und GERSHON, 1960; INGRAM 1962; GARFIELD et al., 1967; SCHMAUSS et al., 1988) auf.

Daraus kann gefolgert werden, daß die anxiogenen Effekte von Yohimbin sowohl dosis- als auch applikationsabhängig sind, Yohimbin vermutlich in entsprechend hoher Dosierung in jedem Individuum Angstzustände hervorrufen kann. Da Angstpatienten bereits auf relativ niedrige orale Dosen von Yohimbin mit ausgeprägten Angstgefühlen reagieren, ist eine erhöhte Vulnerabilität dieser Patientengruppe anzunehmen. Mögliche Ursachen dieser erhöhten Vulnerabilität sollen nach der Diskussion der physiologischen und biochemischen Effekte von Yohimbin diskutiert werden.

Die Yohimbineffekte auf kardiovaskuläre Parameter im Sinne einer Aktivierungserhöhung bestätigen die Befunde von allen anderen Untersuchern (HOLMBERG und GERSHON, 1960; INGRAM, 1962; GARFIELD et al., 1967; CHARNEY et al., 1982; HENAUER et al., 1983). Unterschiedliche Yohimbineffekte bei Patienten und Kontrollen wurden für die maximale Herzfrequenz und die Variabilität der mittleren Herzfrequenz gefunden. Da die Herzfrequenzregulation alpha-adrenerg vermittelt wird (JÄNIG, 1980), ist aufgrund unserer Befunde anzunehmen, daß Angstpatienten eine höhere Labilität in der adrenergen Regulation der Herzaktion aufweisen. Da Panikattacken in der Mehrzahl der Fälle mit einer Herzfrequenzerhöhung einhergehen, kann in der Labilität des die Herzaktion regulierenden alpha-adrenergen Systems ein Triggermechanismus für das Auslösen von Panikattacken vermutet werden.

Während die Yohimbineffekte auf die Herzfrequenz eindeutig und hinsichtlich eines labilisierenden Effekts ausgeprägter bei Angstpatienten sind, ergibt sich bei den Kennwerten der elektrodermalen Aktivität ein weniger eindeutiges Bild.

58

Von den insgesamt 10 registrierten Kennwerten der elektrodermalen Aktivität zeigt sich lediglich bei dreien ein Yohimbineffekt. Yohimbinapplikation führte zu einer Verminderung des adaptationsbedingten Abfalls des Hautleitwertmaximums in allen 3 untersuchten Gruppen. Die in der Placebopatientengruppe nachweisbare Erhöhung der Hautleitreaktionsamplitude nach Yohimbin könnte ein Hinweis für eine erhöhte Reagibilität von Angstpatienten in diesem spezifischen Maß für Orientierungsreaktionen sein. Dieser Befund wird jedoch dadurch geschmälert, daß in allen anderen untersuchten Parametern - außer den durch Alprazolammedikation bedingten, die an späterer Stelle besprochen werden - keine Effekte nachweisbar waren. Vergleichsdaten liegen nicht vor, da in keiner der anderen Yohimbinstudien (CHARNEY et al. 1984; 1987; UHDE et al., 1984) die EDA erfaßt wurde. Die insgesamt schwachen Effekte von Yohimbin auf die Kennwerte der elektrodermalen Aktivität spiegeln wider, daß Yohimbin zwar spezifische Effekte auf das alpha2-adrenerge System aufweist, nicht hingegen auf Acetylcholin, die Transmitter-substanz, die die periphere Schweißdrüsenaktivität moduliert. Somit erweist sich die EDA als ungeeigneter Parameter zum Nachweis autonomer Yohimbineffekte.

Yohimbin führte zu einer signifikanten Verminderung des durch die zirkadiane Rhythmik bedingten Cortisolabfalls im Versuchsablauf. Da sich Patienten unter Placebomedikation von gesunden Kontrollen hinsichtlich der yohimbininduzierten relativen Cortisolsekretionserhöhung nicht sigifikant unterschieden, kann in Zusammenhang mit der nicht unterschiedlichen Basissekretion gefolgert werden, daß die HHNRR-Achse bei Angstpatienten keine peripher meßbaren funktionellen Störungen aufweist. Insgesamt zeigt sich ein mäßig ausgeprägter Yohimbineffekt auf die Cortisol-Sekretion. Dies ist zu erwarten, da alpha-adrenerge Regulationsmechanismen eine untergeordnete Rolle bei der Regulation der HHNNR-Achse spielen (CZERNIK und KLECSIEK, 1980).

Ein stärker ausgeprägter Yohimbineffekt ist auf die NA-Sekretion, die fast ausschließlich alpha-adrenerg reguliert wird, zu erwarten. Nach Yohimbingabe ergab sich eine signifikante Erhöhung der NA-Sekretion, wobei Angstpatienten unter Placebomedikation den stärksten Anstieg zeigten, der jedoch auf Grund der großen Standardabweichung nicht signifikant war. Da die vorliegende Untersuchung bisher die einzige ist, die Veränderungen im Plasma-NA nach Yohimbingabe untersuchte, ergaben sich bisher keine Vergleichsmöglichkeiten zur Überprüfung dieser Befunde. Hinweise für eine verstärkte Reagibilität finden sich in den Untersuchungen von CHARNEY et al. (1984, 1987), die eine signifikant stärkere Zunahme von MHPG nach Yohimbingabe bei Patienten mit häufigen Panikattacken (CHARNEY et al., 1984) bzw. Patienten, die nach Yohimbin-Applikation Panikzustände erlitten hatten (CHARNEY et al., 1987), berichteten. Somit weisen die Yohimbineffekte auf NA bzw. MHPG auf eine stärker ausgeprägte Labilität noradrenerger Funktionen bei Patienten mit Panikattacken hin.

Bei den erhobenen Parametern zeigt sich eine Diskrepanz zwischen den Yohimbineffekten auf physiologischer und biochemischer Ebene und deutlich stärker ausgeprägten Yohimbin-Effekten auf subjektiv-verbaler Ebene zwischen Patienten und Kontrollen. Es stellt sich nun die Frage, worauf diese Unterschiede beruhen.

Eine Möglichkeit ist, daß Angstpatienten auf autonome Veränderungen empfindlicher reagieren als gesunde Kontrollpersonen.

3.4.2 Hinweise für eine erhöhte Empfindlichkeit von Angstpatienten auf Yohimbin

Die unterschiedlichen Yohimbineffekte auf subjektiver, physiologischer und biochemischer Ebene können u.a. durch kognitive Variablen, wie es von VAN DEN HOUT und GRIEZ (1982) und CLARK und HENSLEY (1982) aufgezeigt wurde, erklärbar sein. Hierzu müßte jedoch nachgewiesen werden, daß die aufgetretenen Veränderungen in den physiologischen und biochemischen Parametern von den Patienten auf Yohimbin bezogen werden. Dies wird durch Daten der vorliegenden Untersuchung gestützt: 13 von 14 Angstpatienten waren in der Lage, richtig Yohimbin von Placebo zu unterscheiden, während Kontrollen in der Trefferwahrscheinlichkeit im Zufallsbereich lagen. Dies ist in Übereinstimmung mit TYRER et al. (1980), die eine erhöhte Bewußtheit für Körperfunktionen bei Angstpatienten fanden.

Darüber hinaus registrierten Patienten die insgesamt mäßig ausgeprägten Yohimbineffekte in wesentlich kürzerer Zeit, sodaß angenommen werden kann, daß der Wirkungseintritt von Yohimbin wesentlich schneller registriert wurde. Dies spricht für eine erhöhte Vulnerabilität von Angstpatienten, die eventuell eine Abnormität in noradrenergen Funktionen oder Rezeptorsensitivität widerspiegelt (CHARNEY et al., 1984). Die Bewertung dieser pharmakoinduzierten Veränderungen als nicht kontrollierbar (VAN DEN HOUT und GRIEZ, 1982) und Assoziationen mit früher erlebten Panikattacken (MARGRAF et al., 1986a) könnten somit die Zunahme von Angst- und Panikgefühlen erklären. Aufgrund der anxiolytischen Effekte von Alprazolam wäre zu erwarten, daß sich zumindest auf subjektiver Ebene Unterschiede zwischen Patienten unter Placebomedikation und Alprazolammedikation nachweisen lassen.

3.4.3 Unterschiede zwischen den Patienten unter Placebo-Medikation und unter Alprazolam-Medikation

Patienten unter Alprazolam-Medikation wiesen niedrigere Werte in der SPIELBERGER-Angstzustandsskala auf als Patienten unter Placebo-Medikation. Dieser Befund bestätigt die Ergebnisse von CHARNEY und HENNINGER (1985), die unter Alprazolam-Medikation ebenfalls eine Verminderung der Ausgangswerte von Angst, Nervosität und Furcht fanden. Im Gegensatz zu CHARNEY und HENINGER (1985) führte Alprazolam zu keiner Reduktion der durch Yohimbin hervorgerufenen Angstgefühle.

Die Reduktion der Hautleitreaktionsamplitude durch Alprazolam zeigt einen die autonome Aktivität reduzierenden Effekt von Alprazolam. Dieser Befund steht in

Übereinstimmung mit den von anderen Untersuchern beschriebenen Effekten von niedrig dosierter Benzodiazepinapplikation auf die Parameter der elektrodermalen Aktivität (ALBUS et al., 1986; ERDMAN et al., 1984).

Im Rahmen der vorliegenden Provokationsuntersuchungen ließ sich somit kein Yohimbin-antagonisierender Effekt von Alprazolam nachweisen. Im Gegenteil zeigt sich bei der HFQ-Variabilität, der Erholungsrate der HLR und der Cortisolsekretion, daß Alprazolam das Auftreten ausgeprägterer Yohimbineffekte begünstigt. Unsere Daten belegen, daß Alprazolam den labilisierenden Yohimbineffekt auf die HFQ fazilitiert. Daher ist fraglich, ob die von CHARNEY und HENINGER (1985) postulierte durchgängige Reduktion präsynaptischer noradrenerger neuronaler Aktivität für Alprazolam zutrifft. Da die Dosierung in beiden Studien vergleichbar war, erklären Dosierungsunterschiede nicht die divergierenden Befunde. Die von CHARNEY und HENINGER (1985) berichteten anxiolytischen Effekte von Alprazolam beruhen zumindest teilweise darauf, daß die Patienten zusätzlich zur Alprazolammedikation wöchentlich Psychotherapie erhielten. Therapieeffekte bzw. Einstellungsänderungen durch diese psychotherapeutische Intervention wurden jedoch von den Autoren nicht berücksichtigt. Auf die Relevanz derartiger "psychologischer" Variablen soll nun im weiteren eingegangen werden.

3.4.4 Einfluß von experimentellem Design, Instruktion und experimentellen Bedingungen

Der Einfluß des experimentellen Designs auf die subjektiven Reaktionen läßt sich in der vorliegenden Untersuchung nachweisen. Im Gegensatz zu CHARNEY et al. (1984, 1987) und UHDE et al. (1984), die Studien mit fixer Sequenz bzw. Einfachblindbedingungen durchführten, war in unserer Untersuchung keine Panikattacke zu verzeichnen. Da sich die untersuchten Patienten in bezug auf Diagnose und Schweregrad der Erkrankung nicht unterschieden, ist wohl die Gewißheit, eine anxiogene Substanz zu erhalten, begünstigend für das Auftreten von Panikattacken. Daneben sind jedoch weitere Faktoren für diese unterschiedlichen Ergebnisse von Bedeutung:

Ein wichtiger Faktor, der bei allen referierten Provokationsmethoden vernachlässigt worden ist, ist der Einfluß der Testinstruktion auf die Erwartungshaltung der Individuen. In allen amerikanischen Untersuchungen wurden die Patienten detailliert über teilweise nur in höchsten Dosen auftretende anxiogene Effekte der verabreichten Substanz informiert (CHARNEY et al., 1984, 1987; UHDE et al., 1984; RAINEY et al., 1984a, b; POHL et al., 1987). Wie RAPEE et al. (1986) nachwiesen, kann die Instruktion an sich angstinduzierende Effekte aufweisen. In unserer Untersuchung konnte dieser Effekt kontrolliert werden, da durch die randomisierte Zuteilung unklar blieb, ob Placebo oder Yohimbin gegeben wurde. Des weiteren wurde Yohimbin in der Instruktion als nicht obligat angstinduzierend dargestellt.

Weitere Unterschiede ergaben sich durch die experimentellen Bedingungen: In den meisten Provokationsuntersuchungen (LIEBOWITZ et al., 1984; CHARNEY et al.,

1984, 1987; UHDE et al., 1984; RAINEY et al., 1984a, b; POHL et al., 1987; FYER et al., 1987; GORMAN et al., 1988; WOODS et al., 1988) waren Patienten und Kontrollen allein in einem Raum, Kontaktaufnahme war nur über das Abfragen von Fragebogen-Items gegeben. In unserer Untersuchung befand sich eine Person im Nebenraum, die auf Aufforderung des Patienten kam und ihn beruhigte. In diesem Kontext ist auf die Notwendigkeit von Doppelblind-Bedingungen hinzuweisen. Die Mehrzahl der referierten Provokationsuntersuchungen waren lediglich einfachblind und lassen daher neutrale Interventionen seitens des Untersuchers fraglich erscheinen. Ausschließlich ein randomisiertes doppelblindes Untersuchungsdesign, wie von uns verwendet, ist in der Lage, diesen konfondierenden Faktor zu kontrollieren (MARGRAF et al., 1986 a).

Des weiteren reduzieren strukturierte Situationen die anxiogenen Effekte von Yohimbin. Der Aufmerksamkeitsbelastungstest (CPT) und die Kopfrechensituation führten zu keinen unterschiedlichen Reaktionen bei Angstpatienten und Kontrollen. Somit zeigte sich, daß Unterschiede in den subjektiven Parametern in den Ruhesituationen zwischen Patienten und Kontrollen bei Streßbelastung nicht mehr vorhanden sind.

Dies ist als Beleg dafür zu werten, daß Angstpatienten bei Konzentration auf interne Stimuli im Sinne veränderter Körperfunktionen "pathologisch", d.h. mit einer Zunahme von Angst und Panik reagieren (CLARK und HENSLEY, 1982), bei externer Stimulation, d.h. Distraktion von internen Stimuli jedoch "normale" Reaktionen zeigen. Somit konnte belegt werden, daß strukturierte Situationen im Versuchsablauf Angst, die bei Fokussierung auf körperliche Funktionsänderungen auftritt, reduziert. Diese Interpretation wird dadurch gestützt, daß NESSE et al. (1984), der ebenso nach Isoproterenol bei Angstpatienten keine Panikattacken registrierte, ähnlich wie in der vorliegenden Untersuchung strukturierte Situationen in den Untersuchungsablauf eingefügt hatte.

Die Ergebnisse der vorliegenden Studie lassen sich wie folgt zusammenfassen:

1. Es wurde nachgewiesen, daß Angstpatienten sensibler auf pharmakoinduzierte Veränderungen physiologischer Funktionen reagieren.

2. Durch Art der Instruktion und experimentelle Bedingungen, die eine Ablenkung von internen Stimuli ermöglichen, können die anxiogenen Effekte von Yohimbin auf subjektiv-verbaler Ebene deutlich reduziert werden.

3. Die Befunde einer Reihe von Provokationsuntersuchungen, die ein biologisches Angstmodell zu belegen scheinen, müssen aufgrund methodologischer Kritikpunkte und Vernachlässigung intervenierender psychologischer Variablen relativiert werden.

Um diese Ergebnisse zu überprüfen, wurde eine weitere Studie durchgeführt, die die Abklärung der Effekte unterschiedlicher Stressoren auf Angstpatienten und Kontrollen zum Ziel hatte. Ebenso sollte abgeklärt werden, welchen Einfluß ein Streßexperiment auf die Ausgangswerte von Angstpatienten und Kontrollen zeigte. Über diese Studie wird im nun folgenden Kapitel 4 berichtet werden.

4 Streßuntersuchung bei Angstpatienten

4.1 Einleitung

4.1.1 Streßkonzepte

1956 formulierte SELYE das über Jahre hinweg populärste Streßkonzept. Er postulierte, daß jeder Organismus unter der Einwirkung einer Vielfalt von Reizen ein allgemeines Adaptationssyndrom entwickelt. Dies wiederum ist die Summe aller nicht-spezifischen systemischen Reaktionen des Körpers. Dieses Streßkonzept impliziert, daß alle Funktionssysteme des Organismus, die in Interaktion mit der Umwelt stehen, miteinander korreliert sind, ähnlich reagieren und somit einem unidimensionalen Aktivierungskontinuum entsprechen.

Dieses Konzept blieb jedoch nicht lange unwidersprochen: Die Gruppe um LACEY (LACEY, 1959, 1967; LACEY et al. 1963) konnte zeigen, daß Reaktionen auf Streß zu unterschiedlichen Veränderungen in einzelnen Funktionssystemen führt. In Situationen, die Konzentration auf visuelle oder akustische Reize erforderten ("intake" bzw. Reizaufnahmesituation), tritt eine HFQ-Abnahme bei gleichzeitiger HLW-Erhöhung auf. In Situationen hingegen, die mentale Aktivität erforderten ("rejection" bzw. Reizablehnungssituation), waren sowohl HFQ- als auch HLW-Erhöhungen zu registrieren.

Des weiteren zeigten ENGEL und BICKFORD (1961), daß die Tendenz eines Individuums, auf verschiedene externe Stimuli mit einem spezifischen physiologischen Antwortmuster zu reagieren (individualspezifisches Antwortmuster, ISR) sowie die Tendenz eines bestimmten Stimulus, ein spezifisches physiologisches Reaktionsmuster in jedem Individuum hervorzurufen (stimulusspezifisches Reaktionsmuster, SSR) über 40% der Gesamtvarianz von Streßreaktionen erklären. Die Autoren wiesen nach, daß ISR- und SSR-Antwortmuster voneinander unabhängig auftreten können und daß deren quantitatives Ausmaß so ausgeprägt ist, daß die von SELYE (1956) postulierte unidimensionale Aktivierung nicht mehr aufrechtzuerhalten ist.

MASON (1975) und LAZARUS (1974), Vertreter einer kognitiven Streßtheorie, betonen, daß Streßreaktionen aus einer Interaktion von Umgebung, Individuum und dessen Wahrnehmung der Umgebung resultieren. Das Verdienst von LAZARUS und MASON besteht darin, daß sie auf die Bedeutung der subjektiv erlebten psychischen Belastung, der Adaptationsfähigkeit des Organismus sowie auf die Bedeutung der subjektiv erlebten Kontrollmöglichkeit über die Streßsituation hingewiesen haben.

Zur Erfassung von Streßreaktionen ist es nötig, mehrere Reaktionssysteme zu untersuchen. Dies ist möglich auf der subjektiv-verbalen, der motorisch-verhaltensmäßigen sowie auf der physiologischen bzw. biochemischen Ebene. Reaktionen in den verschiedenen Antwortsystemen auf moderate Stressoren, wie sie unter experimentellen Bedingungen verwendet werden, sind im Regelfall nicht synchron

(RACHMANN und HODGSON, 1974; ENGEL et al., 1980; THYER et al., 1984).

Bis in die 70er Jahre war Streßforschung fast ausschließlich auf psycho-physiologische Fragestellungen ausgerichtet und konzentrierte sich vorwiegend auf kardiovaskuläre Parameter sowie die Kennwerte der elektrodermalen Aktivität, HLR und HLW.

Erst die Möglichkeit, die Katecholaminsekretion im Urin zu bestimmen, bereicherte die Streßforschung um die biochemische Dimension. Aufgrund ihrer Befunde über die Katecholaminsekretion im Urin postulierte die Gruppe um FRANKENHAEUSER (1980), daß abhängig von der Art der Stimulation eine unterschiedliche Aktivierung der HHNNR-Achse bzw. des Nebennierenrinden (NNR)-Nebennierenmark (NNM)-Systems erfolgt. HENRY (1976) folgerte aus seinen Ergebnissen, daß ein aggressives Antwortmuster mit einer Aktivierung des sympathischen NNM-Systems assoziiert sei, ein passives Antwortmuster mit einer Aktivierung des hypophysären NNR-Systems. Nachdem es im weiteren möglich wurde, Katecholamine im Plasma zu bestimmen, trat das noradrenerge System zunehmend mehr in den Mittelpunkt des Interesses.

Bei der Differenzierung einer Streßreaktion auf physiologischer, biochemischer bzw. subjektiv-verbaler Ebene ergeben sich jedoch mehrere methodologische Probleme: Streßreaktionen auf externe Stimuli sind mit emotionalen Zuständen wie Ärger, Furcht, Frustration oder Angst assoziiert. Deren Einfluß auf physiologische und biochemische Parameter kann nur schwer kontrolliert werden, des weiteren sind die bisher dazu vorliegenden Untersuchungen widersprüchlich. Ein zusätzliches Problem liegt darin, daß manche vegetative Parameter bereits bei relativ niedrigen Erregungszuständen, andere erst bei höheren, ansprechen (FAHRENBERG et al., 1979). Daher ist es nötig, daß die Belastungssituationen bei qualitativer Verschiedenheit möglichst gleich unangenehm gestaltet werden. Nur dann ist eine exakte Differenzierung zwischen dem Anteil individualspezifischer, stressorspezifischer sowie allgemein adaptiver Reaktionen auf Stimuli möglich.

Obwohl es eine Vielzahl von Streßuntersuchungen bei gesunden Probanden gibt, sind die oben aufgeführten methodologischen Probleme bisher nur in Ansätzen gelöst.

4.1.2 Befunde an Kontrollpersonen

Die Hypothese LACEYs (1967), daß Reizperzeption zu einer HFQ-Abnahme und Zunahme der EDA führt, ist bisher nicht eindeutig belegt. SPINKS und SIDDLE (1985), LAWLER (1980) und ERDMANN et al. (1984) fanden bei Reizperzeption keine Veränderung der HFQ. HARE (1975) berichtete, daß bei Spinnenphobikern Präsentation von neutralen Bildern zu einer HFQ-Abnahme im Sinne einer Orientierungsreaktion, Präsentation von Bildern mit Spinnen zu einem HFQ-Anstieg im Sinne einer Defensivreaktion, d.h. Abwehr von unangenehmer Reizperzeption, führte.

In eigenen Untersuchungen erwies sich eine Lärmsituation, denen die Probanden passiv ausgesetzt waren, als Stressor, der eine Zunahme von HLR und HLW im Sinne einer Orientierungsreaktion hervorrief, jedoch ohne Einfluß auf die kardiovaskulären Parameter (ALBUS, 1977; ENGEL et al., 1980; ALBUS et al., 1986 a) sowie die NA- und Adrenalinsekretion blieb.

Mentaler Streß, sei es Kopfrechnen oder Farb-Wort-Konflikt-Aufgaben ruft Erhöhungen von HFQ (BONELLI et al., 1979; FORSMANN und LINDBLATT, 1983; ALBUS, 1977; ALBUS, 1984; ALBUS et al., 1982 a, b, 1986 a), systolischem Blutdruck (BONELLI et al., 1979; FORSMANN und LINDBLATT, 1983), venösem Adrenalin und NA (WARD et al., 1983) sowie arteriellem NA (HJEMDAHL et al., 1984) hervor. BONELLI et al. (1979) und DIMSDALE (1984) berichten von einer signifikanten Adrenalin-, nicht hingegen NA-Sekretionserhöhung durch Kopfrechnen, FORSMANN und LINDBLATT (1983), WARD et al. (1983) und ALBUS et al. (1985 a) von einem ausgeprägteren Anstieg von Adrenalin im Vergleich zu NA bei mentalem Streß.

Die Belastungssituation "freie Rede", erwies sich in den bisher vorliegenden Untersuchungen als der potenteste Stressor in Hinblick auf eine Aktivierung des kardiovaskulären und adrenergen Systems: die freie Rede, die als Bedrohung für das Selbstwertgefühl angesehen wird, führte zu einem hochsignifikanten Anstieg von HFQ (ERDMANN et al., 1984; SCHMIT et al., 1984; BALTISSEN und BOUCSEIN, 1987; HOUTMAN und BAKKER, 1987), systolischem Blutdruck (ERDMANN et al., 1984; SCHMIT et al., 1984), NA- und A-Sekretion (DIMSDALE und MOSS, 1980).

In den oben referierten Untersuchungen konnten zwar einige situationsspezifische Reaktionsmuster aufgezeigt werden, jedoch sind vor allem die Befunde hinsichtlich der unterschiedlichen Sekretionsmuster von NA und A divergent. Zieht man die im Kapitel 3 diskutierten Ergebnisse mit in Betracht, so ist wiederum relevant, welche sonstige Einflußgrößen, unabhängig von der Art der Belastungssituationen, bestehen können.

4.1.3 Einflußgrößen auf physiologische und biochemische Streßreaktionen

Eine Reihe von Untersuchern ging der Frage nach, ob unterschiedliche Bewältigungsmechanismen bzw. das Angstausmaß autonome Reaktionen beeinflussen können: NEUFELD (1976) zeigte, daß das Ausmaß von Stimulusaversivität und subjektiv beurteilter erfolgreicher Bewältigung keinen Einfluß auf HFQ und HLW zeigten. WEINBERGER und SCHWARTZ (1979) sowie ASENDORPF und SCHERER (1983) fanden, daß Personen mit hohem Angstniveau sowie Personen, die ihre Angst negierten (Repressoren) sich von nichtängstlichen Probanden in den Ausgangswerten von HFQ und HLR nicht unterschieden, jedoch auf mentalen Streß signifikant stärker in diesen Parametern reagierten. Im Gegensatz dazu berichteten

HOLROYD et al. (1978) bei ausgeprägt ängstlichen Probanden gleich stark ausgeprägte Reaktionen der HFQ und EDA bei mentalem Streß. TYRER und LADER (1976) und MORROW und LABRUM (1978) wiederum fanden keinen Zusammenhang zwischen Angstausmaß, HFQ und EDA. Ebenso berichteten ALLEN et al. (1985) keinen signifikanten Zusammenhang zwischen selbstbeurteilter Angst, Depression, Streß- und Cortisolwerten.

Die bisher referierten Untersuchungen bestätigten einerseits die relative Unabhängigkeit subjektiv-verbaler, motorischer und physiologischer bzw. biochemischer Reaktionsebenen (RACHMANN und HODGSON, 1974; THYER et al., 1984). Andererseits zeigen sie auf, daß die Studien zu keinen klaren Ergebnissen über Einflüsse psychologischer Variablen geführt haben.

Eine weitere Untersuchungsstrategie zur Abklärung des Einflusses von Ängstlichkeit ist die Gruppierung einer Untersuchungspopulation nach dem Angstausmaß und nachfolgender Überprüfung, ob unterschiedliche physiologische bzw. biochemische Reaktionsmuster gefunden werden können. NEARY und ZUCKERMAN (1976) berichten Unterschiede in der Orientierungsreaktion der HLR zwischen hoch- und niedrigängstlichen Personen, STAMPS et al. (1979) in der HFQ-Abnahme auf ein Warnsignal. DAVIS et al. (1985) hingegen zeigten, daß der Anstieg des Plama-MHPG auf Examensstreß nicht zwischen niedrig- und hochängstlichen Studenten differenzierte.

In den oben zitierten Untersuchungen konnten zwar einige unterschiedliche Reaktionsmuster des kardiovaskulären und elektrodermalen Systems bei hoch- bzw. niedrigängstlichen Probanden gefunden werden, die Daten insgesamt sind allerdings erneut widersprüchlich. Diese Unterschiede wurden bisher lediglich für Befindensskalierungen, Situationsbeurteilungen und unterschiedlichen Bewältigungsstrategien nachgewiesen. GREENBERG et al. (1985) zeigten in einer sorgfältig angelegten Untersuchung, daß in Abhängigkeit vom Inhalt der Instruktion Probanden dazu tendieren, höhere bzw. niedrigere Testangst anzugeben. Die Autoren wiesen nach, daß das subjektiv geäußerte Angstausmaß im Dienste einer Verteidigungsstrategie benutzt wurde, um ein Versagen in der Testsituation nicht auf verminderte Leistungsfähigkeit, sondern auf das Selbstwertgefühl weniger bedrohende Erklärungen wie z.B. Testangst zurückführen zu können. Dieser Befund von GREENBERG et al. (1985) relativiert die Ergebnisse der oben zitierten Untersuchungen erheblich, da das dort verwendete Selektionskriterium "Angstausmaß" auch als manipulierte Größe verstanden werden kann.

Bei Angstpatienten kann im Gegensatz dazu davon ausgegangen werden, daß eine höhere Zustandsangst vorhanden ist. Angstattacken, wie sie bei Angstpatienten auftreten, können als chronisch intermittierender Streß betrachtet werden. Von Interesse ist daher, wie sich die Erfahrung von extremen Angstzuständen auf den subjektiven Erlebensbereich und auf physiologische und biochemische Funktionen auswirkt. Zu erwarten wäre, daß sich Veränderungen im autonomen System zeigen, die sich sowohl in den Ausgangswerten als auch in den Reaktionen auf erneute Streßexposition manifestieren.

4.1.4 Befunde bei Angstpatienten

Zu Beginn der 70er Jahre wurden vorwiegend die elektrodermale Aktivität und die Herzfrequenz untersucht, wobei meist über eine erhöhte Schweißdrüsenaktivität bei Angstpatienten berichtet wurde mit höherem HLW, langsamerer Habituation der Orientierungsreaktionen und langsameren Abfall des HLW während der Ruhephasen und vermehrtem Auftreten von spontanen Hautleitreaktionen (HART, 1974; BOND et al., 1974; RASKIN, 1975; CHATTOPADHYAY et al. 1980).

Diese Befunde verleiteten anfänglich dazu, eine erhöhte sympathikotone Grundaktivität als den Angstzuständen zugrundeliegenden Faktor zu postulieren, zumal weitere Untersuchungen diese Befunde replizieren konnten. Sie wiesen höhere Ausgangswerte für Blutdruck, HFQ und HLW bei Angstpatienten im Vergleich zu Kontrollen nach (FREEDMAN et al., 1984; EHLERS et al., 1986; ROTH et al., 1986; COWLEY et al., 1987). Im weiteren liegen Befunde vor, die physiologische Veränderungen im Sinne erhöhter HFQ und erhöhter EDA bei Angstpatienten unter Exposition von angstbesetzten Stimuli sowie zu Beginn von Panikattacken aufzeigen (LANDE, 1982; COHEN et al., 1985; TAYLOR et al., 1986, WOODS et al., 1987).

Andere Autoren hingegen fanden keine signifikanten Ausgangswertunterschiede (MATHEW et al., 1982; GASIC et al., 1985; FREEDMAN et al., 1985; COWLEY et al., 1987; VILLACRES et al., 1987; WOODS et al., 1987; YERAGANY et al., 1987 b). Ebenso zeigten neuere Untersuchungen, daß die langsamere Habituationsrate bei Angstpatienten nur unter hochspezifischen Bedingungen nachgewiesen werden kann (ORR und PITTMANN, 1987).

Erneut zeigt sich, daß die anfänglich so eindeutig erscheinenden Befunde, die auf eine erhöhte sympathikotone Grundaktivität hinweisen, bei zunehmender Zahl der Untersuchungen mit besser kontrollierten experimentellen Bedingung relativiert werden müssen.

Hinsichtlich des adrenergen Neurotransmittersystems finden sich Hinweise, daß dieses in der Pathophysiologie von Angstzuständen von Bedeutung ist. Jedoch, ebenso wie bei den physiologischen Parametern, sind die Befunde bisher alles andere als eindeutig. Während einige Autoren erhöhte Adrenalinausgangswerte berichten (MATHEW et al., 1981; NESSE et al., 1984; VILLACRES et al., 1987), konnten andere Gruppen diese Unterschiede nicht finden (KRALIK et al., 1982; MATHEW et al., 1982; GASIC et al., 1985).

Ähnlich divergierende Resultate wurden für NA und seinen Hauptmetaboliten, MHPG, berichtet. Während MATHEW et al. (1981) und BALLENGER et al. (1984) höhere Ausgangswerte bei Angstpatienten fanden, konnten andere Autoren keine Unterschiede nachweisen (MATHEW et al., 1982; KRALIK et al., 1982; GASIC et al., 1985; VILLACRES et al., 1987; POHL et al., 1987).

Ähnlich widersprüchlich sind die bisher vorliegenden Befunde von Alpha- und Beta-Rezeptoren. Während CAMERON et al. (1984) und BONDY et al. (1988) eine Verminderung der Alpha2-Rezeptorendichte mit H3-Yohimbin als Liganden fanden, berichten NORMAN et al. (1987), die H3-Rauwolsin als Liganden benutzten, keine Unterschiede hinsichtlich der Alpha2-Rezeptorendichte und -bindungsaffinität.

Für Beta-Rezeptoren ergibt sich ein ähnlich divergentes Bild: BONDY et al. (1988) berichteten eine höhere Beta2-Rezeptorendichte bei Lymphozyten und keine Unterschiede in der Affinität. BROWN et al. (1988), die denselben Liganden (125J-Cyanopindolol) verwendeten, berichteten hingegen über eine niedrigere Beta-Rezeptorendichte mit höherer Affinität bei Angstpatienten im Vergleich zu Kontrollen.

Bisher kann als gesichert gelten, daß noradrenerge und adrenerge Dysfunktionen in der Pathophysiologie von Angst bzw. Panikzuständen involviert sind, die Art der Dysfunktion ist jedoch nach wie vor nicht geklärt. Zieht man die in den Provokationsuntersuchungen berichtete erhöhte Vulnerabilität - zumindest auf subjektiver Ebene - von Angstpatienten in Betracht (siehe Kap. 3) wäre ein konsequenter nächster Schritt in der Untersuchungsstrategie, Reaktionen von Angstpatienten auf kognitive oder physische Belastungssituationen zu untersuchen. Dies ist bisher kaum geschehen und um so verwunderlicher, da bekannt ist, daß Streß das adrenerge Transmittersystem beeinflußt (DIMSDALE und MOSS, 1980; WARD et al., 1983; ALBUS et al., 1985 a, 1986 a). Bisher haben nur GASIC et al. (1985) Reaktionen auf mentalen und physischen Streß von Patienten mit Herzphobie im Vergleich zu gesunden Kontrollen untersucht. Während sowohl Patienten als auch Kontrollen keine Unterschiede in den Ausgangswerten und in der NA- und A-Sekretions-erhöhung auf Ergometerbelastung bzw. einen Reaktionstest zeigten, war bei Herzphobikern in den Ruhephasen nach Streß ein verlangsamter Abfall von NA zu beobachten. Die Autoren diskutierten diesen Befund als Beleg für eine inadäquate verlängerte Aktivierung des sympathischen Nervensystems nach Belastung.

Die nun folgende Untersuchung diente vor allem dazu, Reaktionen von Angstpatienten auf experimentelle Belastungssituationen zu untersuchen. Insbesonders ist sie eine Fortsetzung der Provokationsuntersuchung mit Yohimbin, da in dieser Studie strukturierte Situationen in der Lage waren, pharmakoinduzierte Angst zu kanalisieren.

Ebenso sollten weitere empirische Belege für die Auswirkung unterschiedlicher experimenteller Bedingungen auf die Ausgangswerte, die, wie in Kap. 3 gezeigt werden konnte, von großem Einfluß sind und von vielen Arbeitsgruppen vernachlässigt wurden, erbracht werden. Da in bisher keiner Untersuchung potentielle Unterschiede zwischen diagnostischen Untergruppen untersucht wurden, war im weiteren von Interesse, ob sich deren Basis- und Reaktionswerte unterschieden. Somit sollten folgende Fragestellungen untersucht werden:

1. Wie wirkt sich eine Streßuntersuchung auf die Ausgangswerte von Angstpatienten im Vergleich zu Kontrollpersonen aus?

2. Welche Situationen führen zu vergleichbaren, welche zu unterschiedlichen Reaktionen bei Angstpatienten bzw. Kontrollpersonen, d.h. gibt es "spezifische" Stressoren für Angstpatienten?

3. Lassen sich Unterschiede in Ausgangswerten und Streßreaktionen in den am
   häufigsten untersuchten diagnostischen Untergruppen, Patienten mit Panikerkrankung bzw. mit Agoraphobie und Panikattacken aufzeigen?

4.2 Methodik

4.2.1 Probanden- und Patientenstichprobe

Die Probandenstichprobe bestand aus 10, nach körperlicher Untersuchung, EKG und
Routine-Labor als körperlich gesund beurteilten Probanden, die im Rahmen eines
semistrukturierten Interviews keine psychiatrischen Auffälligkeiten zeigten und frei
von psychiatrischen Vorerkrankungen waren. 5 waren männlich, 5 weiblich, das
Durchschnittsalter betrug 37.1 + 8.1 Jahre, wobei die Probanden hinsichtlich des
Alters zur Patientenstichprobe gematcht waren. Keine der Kontrollpersonen hatte
während der letzten 3 Monate vor der Streßuntersuchung psychoaktive Medikamente
eingenommen.

Die Patientenstichprobe bestand aus insgesamt 33 Patienten, die seit mindestens 2
Wochen unter Placebo-Medikation standen.

Sowohl Patienten als auch Kontrollpersonen gaben ihr informiertes schriftliches
Einverständnis zur Untersuchung gemäß der Deklaration von Helsinki.

Tabelle 4.1 gibt einen Überblick über die wichtigsten demographischen und psychopathologischen Daten der untersuchten Patientengruppen.

Tabelle 4.1. Demographische und psychopathologische Daten der untersuchten Patienten. p.a. = Panikattacke, STAI-X1 = Angstzustandsskala nach SPIELBERGER, HAMA = Angstskala, HAMD = Depressionsskala nach HAMILTON, NL = Neuroleptikum, AD = Antidepressivum

	Angstpat. (n = 33)	Panikerkr. (n = 12)	Agoraphobie (n = 15)
Alter (Jahre)	38.1 + 7.1	37. + 7.8	38.3 +
Geschlecht	14 m, 19 w	7 m, 5 w	4 m, 11w
Diagnose	23 ohne	9 ohne	11 ohne
(DSM III)	10 mit Depress.	3 mit Depress.	4 mit Depress.
Gesamte Krank-			
heitsdauer (Jahre)	8.1 + 6.8	3.7 + 2.6	9.9 +7.9
jetzige Krankheits-			
dauer (Jahre)	4.2 + 5.9	2.2 + 2.3	3.9 + 4.1
p.a./Woche	2.1 + 3.0	1.3 + 1.6	3.4 + 3.9
Vorbehandlung			
ohne	14	5	7
Benzodiazepine	10	3	4
Beta-Blocker	6	2	3
Antidepressiva	2	1	1
Neuroleptika	1	1	1
STAI-X1	52.6 + 12.1	52.6 + 12.9	53.4 + 10.7
HAMA	18.1 + 4.1	15.9 + 3.6	19.1+ 3.7
HAMD	12.9 + 2.9	12.9 + 4.3	13.0 + 2

4.2.2 Versuchsbedingungen

Die Streßuntersuchungen fanden jeweils vormittags in der Psychiatrischen Klinik der Universität München statt, wobei 2 Untersuchungen pro Vormittag durchgeführt wurden (Beginn 8.00 h bzw. 9.30 h). Der psychopathologische Befund wurde am Testtag mittels der HAMILTON-Angstskala und der HAMILTON-Depressionsskala (HAMILTON, 1967, 1969) erhoben. Die Patienten füllten die SPIELBERGER-Angstzustandsskala (STAI-X1, SPIELBERGER, 1970) aus. Der Zeitplan der Untersuchung ist aus Tabelle 4.2 ersichtlich.

Tabelle 4.2. Zeitplan der Untersuchung. VAS = Visuelle Analogskala; SSB = Subj. Situationsbewertung; EWL = Eigenschaftswörterliste; NA = Noradrenalin; A = Adrenalin; CORT = Cortisol

Minuten	HFQ, HLR, HLW RR		
			i.v. <———
15 Ruhe 1		EWL, VAS	
		NA,A,CORT	NA,A,CORT <———
19 Film 1			NA,A <———
22 Ruhe 2			
		SSB, VAS	
26 Rechnen			NA,A <———
29 Ruhe 3			
		SSB, VAS	
33 Film 2			NA,A <———
36 Ruhe 4			
		SSB, VAS	NA,A <———
40 Vorbreitung Rede			
43 Freie Rede			NA,A,CORT <———
		SSB,VAS	
51 Ruhe 6			NA,A,CORT <———
61 Ende der Untersuchung		EWL,VAS	
		freies Interview	

Nach Eintreffen im Labor wurde ein Verweilkatheter gelegt, daran schloß sich eine 15minütige Ruhephase an. Im weiteren wurden den Probanden 4 Belastungs-Bedingungen vorgegeben:

1. Ein Film mit bedrohlichen Szenen (Film 1). Dieser Film wurde aus verschiedenen Kinofilmen zusammengeschnitten (z.B. Shining, Rosmary's Baby, Die Vögel, Psycho, Halloween) und war von Musik, die in maximaler Lautstärke präsentiert wurde, untermalt.

2. Eine Kopfrechenaufgabe. Die Probanden erhielten die Instruktion, von der Zahl 500 kontinuierlich 7 abzuziehen, bis sie bei 0 angelangt waren. Um den Leistungsdruck bei dieser Aufgabe zu erhöhen, wurde den Probanden mitgeteilt, daß diese Aufgabe im Regelfall innerhalb von 2 Minuten bewältigt werden würde, sie jedoch 3 Minuten Zeit hätten. Falls die Probanden einen Fehler begingen, mußten sie erneut bei der Ausgangszahl beginnen. Zusätzlich wurde darauf hingewiesen, daß die Anzahl der Neuanfänge sowie die niedrigste Zahl, die sie innerhalb dieser 3 Minuten erreichen, als ihre Leistung bewertet werden würde.

3. Ein Film über einen Patienten, der eine Panikattacke erleidet (Film 2). Dieser Farbfilm zeigte detailliert die körperlichen Symptome im Gefolge einer Panikattacke, wobei aus Personenschutzgründen das Gesicht des Patienten ausgeblendet war.

4. Ein sozialer Stressor. Die Patienten wurden instruiert, daß sie im weiteren eine freie Rede über das Thema "Was ist von einem guten Sexualkundeunterricht für 14jährige zu fordern" zu halten hätten und im weiteren 3 Minuten Zeit hätten, sich Stichpunkte auf ein Blatt Papier zu schreiben (= sozialer Streß 1, SS1). Nach Ablauf dieser 3 Minuten wurden sie aufgefordert, für weitere 3 Minuten ihr Referat in das sich vor ihnen befindliche Mikrophon zu sprechen (= sozialer Streß 2, SS2). Sie wurden darauf hingewiesen, daß das von ihnen besprochene Tonband hinsichtlich der Qualität ihrer Rede beurteilt werden würde.

Zwischen den einzelnen Belastungssituationen von 3- bzw. 6minütiger Dauer (sozialer Streß) waren Ruhepausen von 4minütiger Dauer geschaltet, die Anfangsruhe (R1) betrug 15 Minuten, ebenso die Schlußruhe (R6). Die Gesamtdauer der Streßuntersuchung betrug 61 Minuten (siehe Tabelle 4.2).

4.2.3 Subjektive Beurteilung

Zum Beginn und zum Ende der Untersuchung wurde den Probanden die Eigenschaftswörterliste (EWL-K; JANKE und DEBUS, 1980) vorgelegt. Des weiteren füllten die Probanden zu Beginn, zum Ende der Untersuchung und nach jeder

Belastungssituation eine visuelle Analogskala zur subjektiven Reiz- und Befindensskalierung aus. Bei dieser 100-mm-Analogskala gaben die Probanden durch einen senkrechten Strich an, wie sie sich zum Vorgabezeitpunkt in Bezug auf Panik- und Angstgefühle, Nervosität, Aggression, Muskelverspannung, Erschöpfung, Schwitzen und Herzklopfen fühlten. Ebenso wurde ihnen nach den jeweiligen Belastungssituationen eine 100 mm visuelle Analogskala zur subjektiven Beurteilung der Situation vorgelegt. Dabei gaben die Probanden an, wie unangenehm bzw. angenehm, langweilig bzw. spannend, bedrohlich bzw. harmlos, anstrengend bzw. erholsam, abstoßend bzw. anziehend, wirklichkeitsnah bzw. künstlich die vorausgegangene Belastungssituation empfunden wurde. An die Streßuntersuchung schloß sich ein freies Interview an.

4.2.4 Physiologische Parameter

Während des gesamten Versuchsablaufes wurden Herzfrequenz und elektrodermale Aktivität kontinuierlich in 10-sec-Intervallen on line registriert. Zur Messung der Herzfrequenz wurde über der Herzachse (medialer Teil der rechten Klavikula und unterer linker Rippenbogen) abgeleitet. Die Aufnahme erfolgte mit einem Polygraphen und wurde im Anschluß daran digitalisiert. Die elektrodermale Aktivität (Hautleitreaktion als phasische sowie Hautleitwert als tonische Komponente) wurde bipolar vom Daumenballen und gegenüberliegendem proximalen Drittel des Kleinfingerballens der linken Hand abgeleitet. Das Signal war an einen Vorverstärker gekoppelt mit einer Schaltung, wie sie in allen wesentlichen Spezifikationen den Empfehlungen von LYKKEN und VENABLES (1971) entspricht. Die Blutdruckmessung erfolgte in einminütigen Abständen über eine automatisch aufblasbare Blutdruckmanschette.

4.2.5 Biochemische Parameter

Zu Beginn der Untersuchung wurde ein Verweilkatheter in die linke Kubitalvene gelegt und mit 0,8%iger Kochsalzlösung freigehalten. Nach der Anfangsruhe, 2 Minuten nach Beginn der freien Rede sowie zum Ende der Untersuchung wurde Blut zur Bestimmung von Noradrenalin, Adrenalin und Cortisol abgenommen. Weitere Blutabnahmen zur Bestimmung von Noradrenalin und Adrenalin erfolgten 2 Minuten nach Beginn der Stressoren sowie am Ende der Ruhephase nach dem Film über eine Panikattacke. Blut zur Bestimmung von Adrenalin und Noradrenalin wurde in vorgekühlten Monovetten abgenommen und sofort auf Eis gestellt. Die Oxydation der Katecholamine wurde durch Zugabe von reduziertem Glutathion verhindert. Plasma, das innerhalb von 30 min nach Entnahme durch Zentrifugieren in der Kühlzentrifuge gewonnen wurde, wurde bis zur Bestimmung bei -60°C aufbewahrt.

Die Bestimmung der Katecholamine erfolgte durch Hochdruckflüssigkeitschromatographie mit anschließender elektrochemischer Detektion (MÜLLER et al., 1979). Die Cortisol-Bestimmung erfolgte radioimmunologisch (Testkombination 125J Cortisol premix Radioimmunoassay). Um die Methodenvarianz zu reduzieren, wurden alle Katecholaminproben dreifach bestimmt und der Mittelwert zwischen diesen Bestimmungen gebildet.

4.2.6 Datenanalyse

Die physiologischen Analogdaten wurden digitalisiert, und on line gespeichert. Die 10-sec-Intervall-Werte der Herzfrequenz und der Parameter der elektrodermalen Aktivität wurden über die Ruheperioden und Belastungssituationen gemittelt. Bei den Ruheperioden wurde der Mittelwert der letzten 90 sec der 4minütigen Ruhepausen ausgewählt, bei den Belastungssituationen die ersten 90 sec nach Beginn der Belastungssituation. Im weiteren wurden die Werte auf Artefakte kontrolliert, fehlende Werte wurden mit dem BMDP-Missing-data-Ersetzungsprogramm (DIXON, 1981) ersetzt. Die weitere Datenanalyse erfolgte mittels des SPSS/PC+Programms (NORUSIS, 1988).

In einem ersten Auswertungsschritt wurde eine Varianzanalyse über die Anfangs- und Endruhewerte der physiologischen, biochemischen und der subjektiven Variablen gerechnet, um Unterschiede hinsichtlich der Ausgangs- bzw. Endruhewerte zu erfassen. Bei den Variablen, bei denen sich keine signifikanten Unterschiede hinsichtlich der Ausgangswerte ergaben, wurden zur Analyse von Stressoreffekten eine Varianzanalyse mit Meßwiederholungsfaktor gerechnet. Bei den Variablen, bei denen Unterschiede in den Ausgangswerten nachweisbar waren, wurde zur Erfassung von Situationseffekten und unterschiedlichen Reaktionen der untersuchten Gruppen eine Kovarianzanalyse über die Streßsituationen gerechnet, wobei die Ausgangsruhe (R 1) als Kovariate verwendet wurde. Schließlich wurde bei den physiologischen und biochemischen Parametern, bei denen davon ausgegangen werden mußte, daß die erhobenen Daten voneinander abhängig sind, als non-parametrisches Verfahren eine FREEDMANN-Analyse gerechnet. Diese Analyse erfolgte in 2 Schritten: In einem ersten Schritt wurde untersucht, ob sich die Ruhewertsverläufe im Versuchsablauf signifikant voneinander unterschieden. In einem zweiten Schritt wurde untersucht, ob sich die Reaktionen auf die einzelnen Belastungssituationen (d.h. die Differenzen zu den vorausgegangenen Ruhewerten) voneinander unterschieden, d.h. ob ein Situationseffekt nachweisbar war. Zur genauen Spezifizierung der varianzanalytisch bzw. durch FREEDMANN-Analyse nachgewiesenen Effekte wurden zusätzlich post hoc U-Tests bzw. H-Tests berechnet. Zur Erfassung von Zusammenhängen zwischen Veränderungen der physiologischen, biochemischen bzw. subjektiven Parameter wurde eine Produkt-Moment-Korrelationsanalyse gerechnet.

4.3 Ergebnisse

4.3 1 Subjektive Beurteilungsinstrumente

4.3.1.1 Visuelle Analogskalen

Tabelle 4.3. Mittelwert (x) und Standardabweichung (s) von selbstbeurteilten Panik- bzw. Angstgefühlen sowie Nervosität zu Versuchsbeginn (R1) sowie Versuchsende (R6) von Kontrollpersonen, Angstpatienten insgesamt, Patienten mit Panikerkrankung sowie Patienten mit Agoraphobie und Panikattacken

	Panikgefühle		Angstgefühle		Nervosität	
	R1	R6	R1	R6	R1	R6
Kontrollen	x 9.3	5.2	10.6	4.7	24.1	8.0
(n = 10)	s 11.3	5.4	11.3	4.3	20.7	7.9
Pat. gesamt	x 26.9	13.3	34.9	18.1	44.8	32.5
(n = 30)	s 25.2	18.7	24.7	19.9	22.2	24.7
Panik-Erkrank.	x 18.4	15.9	26.1	17.1	34.5	31.7
(n = 12)	s 21.0	26.2	18.7	26.6	18.5	32.1
Agoraphobie	x 41.7	14.8	49.8	20.6	61.7	39.0
(n = 14)	s 28.4	13.7	23.1	16.7	18.4	19.5

Angstpatienten zeigten zu Versuchsbeginn signifikant ausgeprägte Panikgefühle (ANOVA: Haupteffekt Gruppenfaktor (Kontrollen vs. Angstpatienten): dF 1,38; F = 3.81, p < .05), Angstgefühle (ANOVA: dF 1,38; F = 8.04, p < .008) und Nervosität (ANOVA: dF 1,38; F = 5.32, p < .02). Hinsichtlich von Panikgefühlen unterschieden sie sich zu Versuchsende (R6) nicht mehr signifikant von Kontrollpersonen, zeigten jedoch nach wie vor signifikant höhere Angstgefühle (ANOVA: dF 1,38; F = 4.01, p < .05), sowie Nervosität (ANOVA: dF 1,38; F = 8.88, p < .005). Diese Unterschiede zwischen Angstpatienten und Kontrollpersonen beruhen auf den signifikant höheren Werten bei Patienten mit Agoraphobie und Panikattacken (ANOVA mit dem Gruppierungsfaktor Kontrollen vs. Patienten mit Panikerkrankung vs. Patienten mit Agoraphobie: Panikgefühle: R1: dF 2,32; F = 6.17, p < .006; Angstgefühle: R1: dF 2,32; F = 12.15, p < .000; Nervosität: R1: dF 2,32; F =

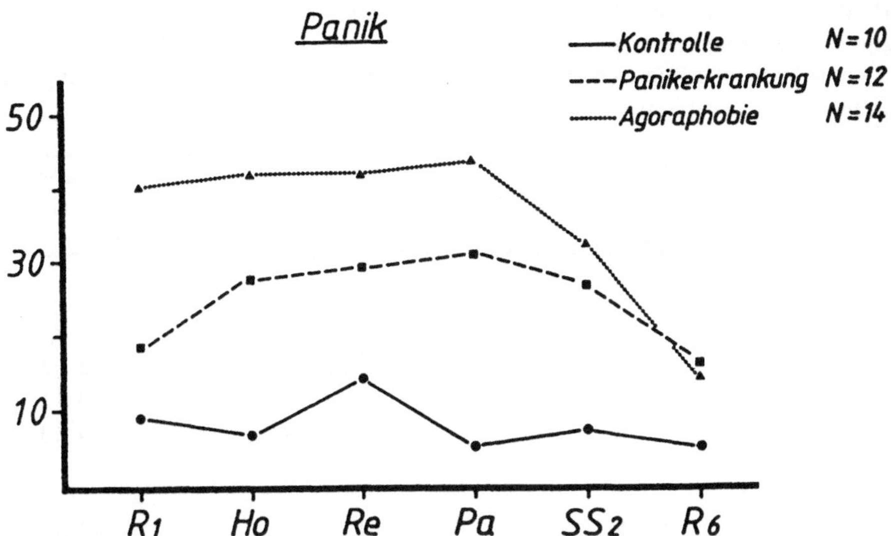

Abb. 4.1. Mittelwertsverläufe der selbstbeurteilten Panik- bzw. Angstgefühle über die Anfangs- (R1) und Schlußruhe (R6), Film 1 (Ho), Rechnen (Re), Film 2 über Panikattacke (Pa), freie Rede (SS2) für Kontrollpersonen, Patienten mit Panikerkrankung und Patienten mit Agoraphobie und Panikattacken.

10.54, p < .000; R6: dF 2,32; F = 4.89, p < .01). Die unter Berücksichtigung der unterschiedlichen Ausgangswerte gerechnete Kovarianzanalyse ergab sowohl für Panikgefühle, Angstgefühle als auch Nervosität lediglich einen signifikanten Gruppenhaupteffekt, der darauf beruht, daß Angstpatienten während des gesamten Versuchsablaufes höhere Werte aufwiesen als Kontrollen. Die einzelnen Stressoren führten weder zu einer signifikanten Zunahme in diesen 3 Parametern noch zu Unterschieden zwischen Kontrollen und Patienten (siehe Tabelle 4.3).

Die Abbildung 4.1 macht nochmals deutlich, daß Patienten mit Agoraphobie in beiden Variablen die höchsten Werte aufweisen, beide Patientengruppen höher als Kontrollpersonen liegen und sich gegen Versuchsende den Werten der Kontrollpersonen annähern.

Patienten mit Agoraphobie und Panikattacken beurteilten sich selbst zu Versuchsbeginn signifikant aggressiver als Patienten mit Panikerkrankung und Kontrollen (ANOVA: Gruppenfaktor: dF 2,32; F = 3.46, p < .05), wiesen erhöhte Muskelverspannung zu Versuchsbeginn (R1: ANOVA: dF 2,32; F = 7.66, p < .01) sowie zu Versuchsende (R6: ANOVA: dF 2,32; F = 3.96, p < .05) auf. Ebenso zeigten Patienten mit Agoraphobie und Panikattacken höhere Ausgangswerte beim Parameter Herzklopfen (R1: ANOVA: dF 2,32; F = 5.56, p < .01) und beurteilten sich erschöpfter als die beiden anderen Gruppen (R1: ANOVA: dF 2,32; F = 8.46, p < .001). Der gesamte Versuch bewirkte bei beiden Patientengruppen eine signifikant

Tabelle 4.4. Mittelwert (x) und Standardabweichung (s) von selbstbeurteilter Aggressivität, Muskelverspannung, Erschöpfung, Herzklopfen zu Versuchsbeginn (R1) und Versuchsende (R6) für Kontrollen, Patienten mit Panikerkrankung und Patienten mit Agoraphobie und Panikattacken (p.a.)

	Kontrollen (n = 10)		Panik- Erkrankr. (n = 12)	Agoraphobie und p.a. (n = 14)
Aggressivität				
R1	x	6.20	7.58	23.50
	s	6.47	7.71	24.67
R6	x	4.33	6.08	18.42
	s	5.00	6.84	27.30
Muskelverspannung				
R1	x	11.22	20.75	41.83
	s	10.38	17.68	23.62
R6	x	9.11	21.17	36.33
	s	8.69	24.75	26.03
Erschöpfung				
R1	x	5.56	14.42	34.25
	s	4.49	19.06	21.47
R6	x	4.44	31.00	44.42
	s	3.39	25.46	22.70
Herzklopfen				
R1	x	16.11	14.10	36.17
	s	15.65	14.78	19.81
R6	x	9.67	19.67	22.42
	s	10.78	23.37	17.62

stärker ausgeprägte Erschöpfung im Vergleich zu Kontrollpersonen (R6: ANOVA: dF 1,38; F = 11.66, p < .002), wobei wiederum Patienten mit Agoraphobie die höchsten Werte aufwiesen (siehe Tabelle 4.49.

Hinsichtlich der subjektiven Variablen ergaben sich lediglich die tabellarisch aufgeführten signifikanten Befunde: Die Rechensituation führte zu einem signifikanten Anstieg der selbstbeurteilten Aggressivität in allen 3 Gruppen (Situationseffekt: Kovarianzanalyse: dF 3,99; F = 3.04, p < .03). Ebenso ergab sich für die Variable Erschöpfung in der Kovarianzanalyse ein signifikanter Situationseffekt (dF 3,99; F =

4.22, p < .01) und Gruppeneffekt (dF 2,32; F = 4.33, p < .02). Dies beruhte darauf, daß die Patienten sich insgesamt erschöpfter als Kontrollpersonen bewerteten, auf die Rechensituation sowie die freie Rede mit einer deutlich höheren Zunahme der selbstbeurteilten Erschöpfung reagierten als gesunde Kontrollpersonen. Für die Variable Muskelverspannung ergab sich kein signifikanter Situationseffekt.

Patienten mit häufigen Panikattacken (mehr als 3 in der vorausgegangenen Woche) reagierten auf den Film einer Panikattacke und die freie Rede mit einer signifikant stärkeren Zunahme von Schwitzen (Kovarianzanalyse: Gruppenhaupteffekt: dF 2,25; F = 3.98, p < .03) und Herzklopfen (Kovarianzanalyse: Gruppenhaupteffekt: dF 2,25; F = 3.28, p < .05).

4.3.1.2   Situationsbeurteilung

Sowohl von Kontrollpersonen als auch Patienten wurde der Film mit bedrohlichen Szenen als die unangenehmste, bedrohlichste und abstoßendste Situation bewertet. Von den Kontrollpersonen wurde die Rechensituation, von den Patienten die freie Rede als die anstrengendste Situation beurteilt. In der nun folgenden Tabelle 4.5 sind die unterschiedlichen Situationsbeurteilungen von Patienten und Kontrollen aufgeführt.

Beide Patientengruppen beurteilten den Film über eine Panikattacke und die freie Rede als signifikant unangenehmer (ANOVA: dF 2,33; F = 5.54 bzw. 5.82, p < .01), den Film über eine Panikattacke als signifikant bedrohlicher im Vergleich zu Kontrollpersonen (dF 2,33; F = 8.17, p < .001). Die freie Rede wurde von den Patienten als signifikant anstrengender (dF 2,33; F = 3.60, p < .05), der Film mit bedrohlichen Szenen als signifikant abstoßender (dF 2,33; F = 4.71, p < .01) im Vergleich zu Kontrollen bewertet (siehe Tabelle 4.5).

Tabelle 4.5. Mittelwert (x) und Standardabweichungen (s) der Situationsbeurteilungen unangenehm vs. angenehm, bedrohlich vs. harmlos, anstrengend vs. erholsam, abstoßend vs. anziehend für Kontrollpersonen, Patienten mit Panikerkrankung, Patienten mit Agoraphobie und Panikattacken (p.a.) für die Situationen Film über eine Panikattacke (Pa), freie Rede (SS2) und den Film mit bedrohlichen Szenen (Ho)

	Kontrollen (n = 10)	Panik- Erkrankung (n = 12)	Agoraphobie und p.a. (n = 14)
Unangenehm/angenehm			
Pa	x 39.50	18.17	22.79
	s 22.69	14.36	12 98
SS2	x 48.20	17.17	30.14
	s 29.45	17.07	21.88
Bedrohlich/harmlos			
Pa	x 70.20	32.83	32.79
	s 24.46	25.77	15.45
Anstrengend/erholsam			
SS2	x 35.60	16.92	27.36
	s 21.72	16.40	6.12
Abstoßend/anziehend			
Ho	x 27.13	8.27	11.71
	s 21.56	9 42	11.49

4.3.1.3 Eigenschaftswörterliste (EWL-K)

In der Eigenschaftswörterliste zeigte sich lediglich in der Skala Ängstlichkeit ein signifikanter Unterschied zwischen Kontrollpersonen und Patienten. Beide Patientengruppen wiesen zu Versuchsbeginn signifikant höhere Werte auf, die zu Versuchsende nicht mehr zu beobachten waren (ANOVA: dF 2,36; F = 7.91, p < .002). Im Befindensbereich Angst (Ängstlichkeit, Deprimiertheit, Verträumtheit) zeigte sich ebenso, daß die beiden Patientengruppen und dabei vor allem Patienten mit Agoraphobie und Panikattacken zu Versuchsbeginn signifikant höhere Werte aufwiesen (ANOVA: dF 2,36; F = 4.76, p < .01). In allen anderen Befindlichkeitsbereichen zeigten sich weder Unterschiede zwischen Angstpatienten und Kontrollen noch signifikante Auswirkungen des Versuchsablaufes auf die EWL-K.

4.3.2 Physiologische Parameter

4.3.2.1 Kardiovaskuläre Parameter

4.3.2.1.1 Herzfrequenz (HFQ)

Weder Angstpatienten noch die beiden Untergruppen (Agoraphobie und Panikattacken bzw. Panikerkrankung) unterschieden sich in ihren Anfangs- und Endruhewerten signifikant von gesunden Kontrollen. Ebenso ergaben sich keine signifikanten Unterschiede in den Ruhewerten nach den jeweiligen Stressoren (siehe Abb. 4.2). Die FREEDMANN-Analyse ergab, daß sowohl Kontrollpersonen als auch die Patientengruppen eine signifikante HFQ-Erhöhung auf die Stressoren (maximal auf den sozialen Stressor, des weiteren signifikant auf die Rechensituation) zeigten. Dieser Situationshaupteffekt zeigte sich ebenso in der Kovarianzanalyse (dF 4,156; F = 10.87, p < .001), jedoch ohne unterschiedliche Reaktionen in den einzelnen Gruppen.

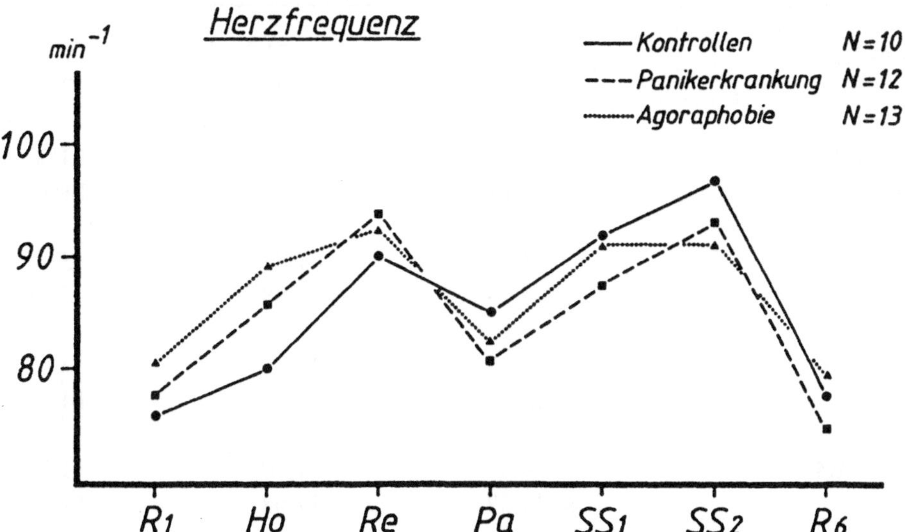

Abb. 4.2. Mittelwertsverlauf der Herzfrequenz für die Situationen Anfangsruhe (R1), Endruhe (R6), Film mit bedrohlichen Szenen (Ho), Rechnen (Re), Film über eine Panikattacke (Pa), Vorbereitung einer Rede (SS1), freie Rede (SS2) für Kontrollen, Patienten mit Agoraphobie und Panikattacken und Patienten mit Panikerkrankung

4.3.2.1.2 Systolischer und diastolischer Blutdruck

Die FREEDMANN-Analyse für die Ruhewerte (R1 bis R6) ergab keine Unterschiede in den Ruhewerten bei Kontrollpersonen und Patienten mit Agoraphobie. Patienten mit Panikerkrankung hingegen hatten signifikant höhere systolische Blutdruckwerte in der Ruhe nach der Rechensituation (Ruhe 3: Kontrollen: x = 113.61, s = 11.66; Agoraphobie: x = 116.88, s = 17.84; Panikerkrankung: x = 128.41, s = 14.11. U-Test-Vergleich Panikerkrankung/Kontrollen: U = 22.5, p < .03).

Tabelle 4.6. Änderungen des systolischen Blutdruckes, angegeben als Differenzwerte zu den vorausgehenden Ruhewerten (R1, R2, R3, R4) auf die Stressoren Film mit bedrohlichen Szenen (Ho), Rechnen (Re), Film über eine Panikattacke (Pa), Vorbereiten einer Rede (SS1) und freie Rede (SS2) für Kontrollpersonen, Patienten mit Panikerkrankung, Patienten mit Agoraphobie und Panikattacken (p.a.) (x = Mittelwert, s = Standardabweichung)

	Kontrollen	Panik-Erkrankung	Agoraphobie und p.a.
	(n = 9)	(n = 11)	(n = 12)
Ho - R1	x 8.33	5.91	9.38
	s 5.73	5.03	7.77
Re - R2	x 20.83	32.27	13.00
	s 11.18	14.38	11.17
Pa - R3	x 3.33	- 1.82	3.75
	s 5.73	14.88	8.01
SS1 - R4	x 23.33	17.75	12.92
	s 12.87	11.69	14.80
SS2 - R4	x 29.44	21.50	11.14
	s 14.07	11.68	12.91
FREEDMANN:			
Chi-Square	29.07	25.32	5.44
dF	4	4	4
p	.000	.000	.245

Die FREEDMANN-Analyse ergab signifikante Erhöhungen des systolischen Blutdruckes bei Kontrollen und Patienten mit Panikerkrankung auf die Rechensituation und auf die Vorbereitung einer Rede (SS1), hingegen keinen signifikanten Situationseffekt bei Patienten mit Agoraphobie und Panikattacken. Diese unterschiedliche Reaktion ist durch die signifikante Wechselwirkung Situation x Gruppe in der Kovarianzanalyse belegt (dF 8,108; F = 6.52, p < .000). Sie beruht darauf, daß Patienten mit Agoraphobie wesentlich geringer auf die Rechensituation und Vorbereitung einer Rede reagieren, Patienten mit Panikerkrankung hingegen auf die Rechensituation eine ausgeprägte Blutdruckerhöhung zeigen. Für den diastolischen Blutdruck ergaben sich im wesentlichen dieselben Ergebnisse (siehe Tabelle 4.6).

4.3.2.2   Elektrodermale Aktivität (EDA)

4.3.2.2.1   Hautleitwert (HLW)

Angstpatienten hatten signifikant höhere Hautleitwerte in der Anfangs- und Endruhe im Vergleich zu Kontrollen (R1: dF 1,40; F = 3.46, p < .03, HUYNHFELDT-Epsilon-Korrektur, wobei Epsilon = .5547; R6: dF 1,40; F = 4.31, p < .02, ebenfalls nach Epsilon-Korrektur). Die FREEDMANN-Analyse über die Ruhewerte (R1 bis R6) ergab bei der Gesamt-Patientengruppe, sowie bei Patienten mit Panikerkrankung bzw. mit Agoraphobie und Panikattacken eine signifikante Erhöhung der Ruhewerte im Versuchsablauf.

Die FREEDMANN-Analyse über die Reaktionswerte auf die einzelnen Stressoren ergab für Kontrollpersonen und Patienten mit Agoraphobie einen signifikanten Situationseffekt, nicht hingegen bei Patienten mit Panikerkrankung. Dieses unterschiedliche Reaktionsmuster zeigt sich ebenso in der Kovarianzanalyse (Situationshaupteffekt: dF 4,128; F = 18.53, p < .000; Wechselwirkung Gruppe x Situation: dF 8,128; F = 1.95, p < .002, nach HUYNHFELDT-Epsilon-Korrektur, Epsilon = .5283). Dies ist darauf zurückzuführen, daß Kontrollpersonen einen signifikant ausgeprägteren Anstieg des Hautleitwertes auf die Rechensituation sowie auf die Vorbereitung der Rede zeigten im Vergleich zu Patienten mit Agoraphobie und Panikattacken bzw. Panikerkrankung. Während beide Patientengruppen einen Anstieg des Hautleitwertes auf einen Film über eine Panikattacke zeigten, wiesen Kontrollen auf diesen Stressor einen Abfall des Hautleitwertes auf. Patienten, die mehr als 3 Panikattacken während der vorausgegangenen Woche erlitten hatten, reagierten mit der ausgeprägtesten Erhöhung des HLW auf den Film über eine Panikattacke (Kovarianzanalyse: Wechselwirkung Situation x Gruppe: dF 8,96; F = 2.31, p < .01, nach HUYNHFELDT-Epsilon-Korrektur, Epsilon =. 5423) (siehe Tabelle 4.7).

Tabelle 4.7. Änderungen des Hautleitwertes (uS/cm^2) als Differenzwert zu den vorausgegangenen Ruhewerten (R1, R2, R3, R4) auf die Stressoren Film mit bedrohlichen Szenen (Ho), Rechnen (Re), Film über eine Panikattacke (Pa), Vobereiten einer Rede (SS1) und freier Rede (SS2) bei Kontrollpersonen, Patienten mit Panikerkrankung, Patienten mit Agoraphobie und Panikattacken (p.a.) (x = Mittelwert, s = Standardabweichung)

		Kontrollen	Panik Erkrankung	Agoraphobie und p.a.
		(n = 9)	(n = 11)	(n = 4)
Ho - R1	x	1725	2138	1888
	s	1625	1788	1679
Re - R2	x	2702	1221	1178
	s	2319	1232	1330
Pa - R3	x	- 868	623	871
	s	1552	1690	1485
SS1 - R4	x	2254	1921	1303
	s	2271	2024	2092
SS2 - R4	x	2842	2479	1360
	s	4148	2746	1955
FREEDMANN:				
Chi-Square		16.36	5.87	10.00
dF		4	4	4
p		.0026	.2093	.0404

4.3.2.2.2 Hautleitreaktion (HLR)

In der Anfangsruhe (R1) wiesen Angstpatienten eine signifikant höhere HLR im Vergleich zu Kontrollpersonen auf (Kontrollen: x = 131.39, s 168.44; Angstpatienten: x = 322.56, s 276.86; dF 2,40; F = 3.88, p < .05). Während Kontrollpersonen und Patienten mit Panikerkrankung keine unterschiedlichen HLR-Werte während der einzelnen Ruhephasen (R1 - R6) aufwiesen, ergaben sich bei Patienten mit Agoraphobie und Panikattacken signifikante Unterschiede in den einzelnen Ruhephasen (FREEDMANN-Analyse: Chi-Square 24.65, dF 5, p < .0002). Dies beruht auf der ausgeprägten Zunahme der Hautleitreaktion in der Ruhe nach der freien Rede in dieser Gruppe. Über alle 3 Gruppen hinweg ist eine Zunahme der Hautleitreaktion in den Ruhephasen im Versuchsablauf zu beobachten.

Tabelle 4.8. Änderungen der Hautleitreaktion (uS/cm^2) als Differenzwert zu den vorausgehenden Ruhewerten (R1, R2, R3, R4) auf die Stressoren Film mit bedrohlichen Szenen (Ho), Rechnen (Re), Film über eine Panikattacke (Pa), Vorbereiten einer Rede (SS1), freie Rede (SS2) bei Kontrollpersonen, Patienten mit Panikerkrankung und Patienten mit Agoraphobie und Panikattacken (p.a.) (x = Mittelwert, s = Standardabweichung)

		Kontrollen	Panik-Erkrankung	Agoraphobie und p.a.
		(n = 9)	(n = 12)	(n = 144)
Ho - R1	x	564	264	500
	s	492	560	532
Re - R2	x	752	354	356
	s	619	394	364
Pa - R3	x	- 46	132	116
	s	176	378	242
SS1- R4	x	1136	930	553
	s	1213	870	731
SS2-R4	x	467	253	315
	s	561	323	629
FREEDMANN:				
Chi-Square		16.40	19.67	11.51
dF		4	4	4
p		.0025	.0006	.0214

In der FREEDMANN-Analyse ergab sich für alle 3 Gruppen ein signifikanter Situationseffekt, der auf die signifikante HLR-Erhöhung auf das Vorbereiten der Rede zurückzuführen ist. Dieser Situationseffekt zeichnet sich ebenfalls in der Kovarianzanalyse ab (Situationshaupteffekt: dF 4,124; F = 14.00, p < .000). Die signifikante Wechselwirkung Gruppe x Situation (dF 8,124, F = 2.46; p < .01) ist darauf zurückzuführen, daß Kontrollpersonen auf die Rechensituation im Gegensatz zu den Angstpatienten mit einer ausgeprägten Zunahme der Hautleitreaktion reagierten, auf den Film über eine Panikattacke eine geringere Hautleitreaktion als in der Ruhephase aufwiesen. Angstpatienten hingegen reagierten mit einer Zunahme der

Hautleitreaktion. Patienten mit mehr als 3 Panikattacken reagierten signifikant ausgeprägter auf den Film über eine Panikattacke als Kontrollen bzw. Patienten, die keine Panikattacke in der Vorwoche erlitten hatten (dF 8,92; F = 2.50, p <.01).

4.3.3   Biochemische Parameter

4.3.3.1   Cortisol

Tabelle 4.9. Mittelwert (x) und Standardabweichung (s) von Cortisol (pg/ml) für Anfangs- und Endruhe (R1 und R6) sowie den Stressor freie Rede (SS2) Differenzwerte freie Rede minus Anfangsruhe (SS2 - R1) und Schluß- minus Anfangsruhe (R6 - R1) für Kontrollpersonen, Patienten mit Panikerkrankung und Patienten mit Agoraphobie und Panikattacken (p.a.).

	Kontrollen (n = 10)	Panik- Erkrankung (n=12)	Agoraphobie und p.a. (n = 15)
R1	x 16.59	17.50	20.02
	s 6.00	6.81	7.71
SS2	x 13.61	14.62	17.01
	s 5.14	5.53	7.70
R6	x 13.05	14.29	15.13
	s 5.52	4.83	6.57
FREEDMANN (vergl. R1 und R6):			
Chi-Square	6.4	1.33	8.06
dF	1	1	1
p	.011	.2482	.004
SS2-R1 x	- 2.98	- 2.88	- 3.02
s	3.20	4.76	3.93
R6-R1 x	- 3.54	- 3.20	- 4.89
s	4.38	5.33	4.73
FREEDMANN (für Differenzen SS2-R1 bzw. R6-R1)			
Chi-Square	1.6	1.33	8.07
dF	1	1	1
p	.205	.248	.004

Weder für die Anfangs- noch Endruhe ergaben sich signifikante Unterschiede zwischen Kontrollen und Angstpatienten. In der FREEDMANN-Analyse ergab sich eine signifikante Änderung der Cortisolwerte lediglich für Patienten mit Agoraphobie und Panikattacken, bedingt durch den stärkeren Abfall der Cortisolwerte während des Versuchsablaufes. Die FREEDMANN-Analyse der beiden Ruhewerte ergab einen signifikanten Unterschied zwischen Anfangs- und Endruhe für Kontrollpersonen und Patienten mit Agoraphobie, nicht hingegen für Patienten mit Panikerkrankung (siehe Tabelle 4.9).

4.3.3.2   Noradrenalin

Hinsichtlich der Ausgangswerte ergab sich, daß sowohl Angstpatienten insgesamt als auch Patienten mit Panikerkrankung bzw. mit Agoraphobie und Panikattacken signifikant höhere Noradrenalin-Werte aufweisen als gesunde Kontrollen (R1: Kontrollen: x = 235.7, s = 53.05; Angstpatienten: x = 314.66, s = 91.47; dF = 1,40; F = 7.04, p <.01; Patienten mit Panikerkrankung: x = 337.67, s = 90.97; Patienten mit Agoraphobie und Panikattacken: x = 318.50, s = 99.5; dF = 2,35; F = 4.24; p <.02). Diese Unterschiede waren in der Schlußruhe nicht mehr nachweisbar. Die FREEDMANN-Analyse der Ruhewerte (R1, R4, R5, R6) ergab bei Kontrollpersonen einen signifikanten Unterschied (Chi-Square 10.44, dF 3, p <.01), bedingt durch eine Zunahme der NA-Sekretion während der Ruhephasen im Versuchsablauf. Sowohl Angstpatienten insgesamt als auch Patienten mit Panikerkrankung bzw. Agoraphobie mit Panikattacken wiesen diese Zunahme der NA-Ruhesekretion im Versuchsablauf nicht auf.

Während sich in der FREEDMANN-Analyse für Kontrollpersonen ein signifikanter Situationseffekt vor allem durch die Sekretionserhöhung auf den sozialen Stressor ergab, ließ sich dies für Angstpatienten bzw. deren Untergruppen nicht nachweisen. Die unterschiedlichen Reaktionsverläufe zwischen Kontrollen und Angstpatienten zeichnen sich auch in der Kovarianzanalyse ab (Situationshaupteffekt: dF 3,114, F = 8.28, p <.000; Wechselwirkung Situation x Gruppe (Angstpatienten vs. Kontrollen: dF = 3,114; F = 4.30, p < .006). Die signifikante Wechselwirkung Situation x Gruppe ist auch nach Untergruppierung nach Patienten mit Panikerkankung bzw. Agoraphobie mit Panikattacken weiterhin stabil nachweisbar (dF 6,99, F = 3.19, p <.007). Gruppenhaupteffekt (dF 2,24; F = 5.27, p <.01) sowie eine signifikante Wechselwirkung Gruppe x Situation: dF 6,75; F = 2.15, p <. 05). Patienten mit mehr als 3 Panikattacken in der vorausgegangenen Woche hingegen reagieren ähnlich wie Kontrollen mit einer Sekretionserhöhung auf die verschiedenen Stressoren (Situationshaupteffekt: dF 3,75; F = = 3.67, p <.01). Patienten ohne Panikattacken in der vorausgegangenen Woche wiesen über alle Streßsituationen hinweg niedrigere Noradrenalinwerte als zum Ausgangszeitpunkt (R1) auf.

Tabelle 4.10. Änderung der Noradrenalin-Sekretion (pg/ml) als Differenzwerte zum Ausgangswert (R1) bzw. zum Ruhewert vor dem sozialen Stressor (R4) auf die Situation Film mit bedrohlichen Szenen (Ho), Rechnen (Re), Film über eine Panikattacke (Pa), freie Rede (SS2) bei Kontrollen, Angstpatienten insgesamt, Patienten mit Panikerkrankung sowie Patienten mit Agoraphobie und Panikattacken (p.a.) (x = Mittelwert, s = Standardabweichung)

	Kontrollen (n = 10)	Angst-Patienten (n = 32)	Panik-Erkrankung (n = 12)	Agoraphobie und p.a. (n = 14)
Ho-R1 x	- 1.10	15.78	29.58	23.79
s	46.89	72.02	98.01	49.90
Re-R1 x	21.00	14.66	14.42	32.00
s	41.27	63.63	43.79	80.67
Pa-R1 x	20.80	13.34	- 10.42	35.64
s	68.44	73.41	65.61	79.58
SS2-R4x	51.00	23.78	23.08	27.42
s	59.49	38.27	41.43	38.25
FREEDMANN:				
Chi-Square	8.31	1.23	4.33	.58
dF	3	3	3	3
p	.04	.744	.228	.901

Die Abbildung 4.3 gibt die unterschiedlichen Reaktionsverläufe von Patienten mit 0 bzw. mehr als 3 Panikattacken wieder.

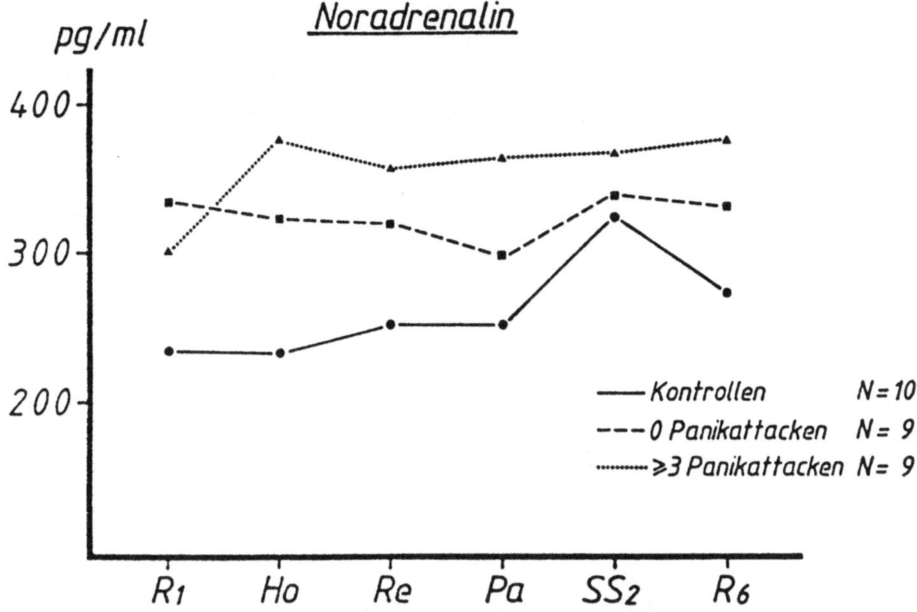

Abb. 4.3. Mittelwertsverläufe der Noradrenalin-Sekretion für die Anfangsruhe (Ruhe 1), Schlußruhe (Ruhe 6), Film mit bedrohlichen Szenen (Ho), Rechnen (Re), Film über eine Panikattacke (Pa), freie Rede (SS 2) für Patienten mit 0 bzw. mehr als 3 Panikattacken in der vorausgegangenen Woche sowie Kontrollpersonen

4.3.3.3   Adrenalin

Patienten mit Agoraphobie und Panikattacken wiesen deutlich niedrigere Adrenalin-Ausgangswerte auf im Vergleich zu Kontrollpersonen und Patienten mit Panikerkrankung. Dieser Unterschied erreichte auf Grund der großen Standardabweichung lediglich ein marginales statistisches Signifikanzniveau (R1: Kontrollen: x = 59.70, s = 28.87; Panikerkrankung: x = 66.83, s = 32.89; Agoraphobie mit Panikattacken: x = 46.29, s = 22.59; dF 2,35; F = 2.78, p <. 10).

Die FREEDMANN-Analyse über die Ruhewerte (R1, R4, R5, R6) ergab keine signifikanten Unterschiede in der Adrenalinsekretion während der verschiedenen Ruhephasen, sowohl bei Kontrollpersonen als auch bei den Patientengruppen.

Bei Patienten mit Agoraphobie und Panikattacken ergab die FREEDMANN-Analyse im Gegensatz zu Kontrollpersonen und Patienten mit Panikerkrankung keinen signifikanten Situationseffekt auf die Adrenalin-Sekretion. Das unterschiedliche Sekretionsverhalten der einzelnen Gruppen spiegelt sich in der Kovarianzanalyse wider: Situationshaupteffekt: dF 3,99; F = 3.63, p < .01; Wechselwirkung Gruppe x

Tabelle 4.11. Änderungen der Adrenalin-Sekretion (pg/ml) als Differenzwerte zur Anfangs-Ruhe (R1) bzw. zur Ruhe vor der freien Rede (R4) auf die Situationen Film mit bedrohlichen Szenen (Ho), Rechnen (Re), Film über eine Panikattacke (Pa), freie Rede (SS2) für Kontrollpersonen, Angstpatienten insgesamt, Patienten mit Panikerkrankungen und Patienten mit Agoraphobie und Panikattacken (p.a.) (x = Mittelwert, s = Standardabweichung)

	Kontrollen (n = 10)	Angstpat. (n = 32)	Panik- Erkrankung (n = 12)	Agoraphobie und p.a. (n = 14)
Ho - R1	x - 6.60	6.16	13.13	.42
	s 11.01	36.23	55.91	17.12
Re - R 1	x 9.00	17.19	11.92	12.43
	s 16.87	21.68	17.72	16.58
Pa - R 1	x - 7.20	- .19	-1.25	- .92
	s- 14.10	25.52	37.15	14.69
SS 2-R 4	x 15.40	- .06	- 9.42	- 2.36
	s 16.84	29.41	31.17	22.77
FREEDMANN:				
Chi-Square	10.29	14.50	7.45	2.55
dF	3	3	3	3
p	.016	.002	.050	.466

Situation: dF 6,99, F = 1.79, p < .078, HUYHNFELDT-Epsilon-Korrektur, Epsilon = .730). Dieser zwar auf Grund der großen Standardabweichung wiederum nur marginal signifikante Gruppenunterschied ist vor allem dadurch bedingt, daß Patienten mit Panikerkrankung auf den sozialen Streß mit einer verminderten Adrenalin-Sekretion im Gegensatz zu Kontrollen reagierten (U-Test: U = 30.0, p > .05) (siehe Tabelle 4.11).

Patienten mit mehr als 3 Panikattacken in der vorausgegangenen Woche reagieren im Gegensatz zu Kontrollpersonen und Patienten ohne Panikattacken in der vorausgegangenen Woche auf den Film über eine Panikattacke mit einer Sekretionserhöhung von Adrenalin (Kovarianzanalyse: Wechselwirkung x Situation: dF 6,75; F = 1.94, p < .06 nach HUYHNFELDT-Epsilon-Korrektur, Epsilon = .742 (siehe Abb. 4.4).

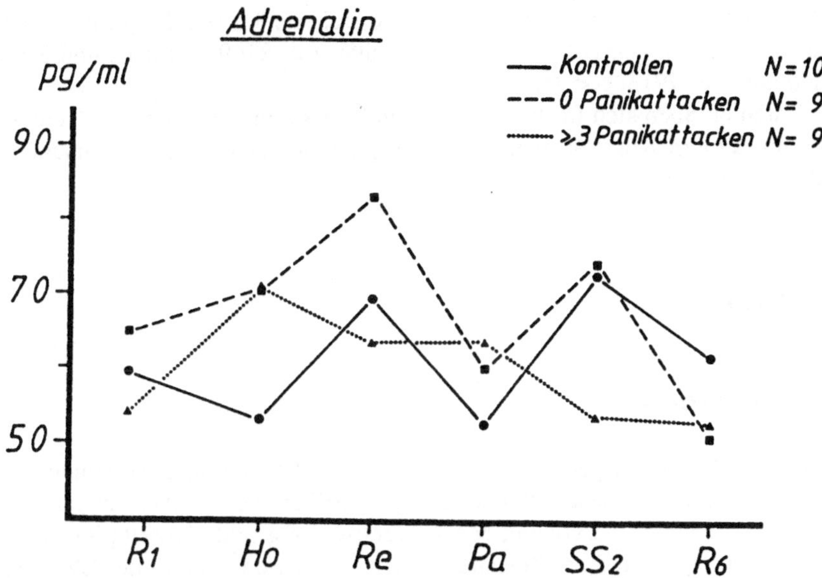

Abb. 4.4. Mittelwertsverlauf der Adrenalin-Sekretion in den Situationen Film mit bedrohlichen Szenen (Ho), Rechnen (Re), Film über eine Panikattacke (Pa) und freie Rede (SS2) für Kontrollpersonen, Patienten ohne Panikattacke sowie Patienten mit mehr als 3 Panikattacken in der vorausgegangenen Woche

4.3.4 Korrelationen zwischen physiologischen und biochemischen Parametern und subjektiven Beurteilungsmaßen

Während der Anfangsruhe korrelierte sowohl bei Patienten als auch Kontrollpersonen das Hautleitwertsniveau signifikant mit subjektiv beurteilten Panik- und Angstgefühen ($r = .8409$ bzw. $r = .8879$, $p < .001$). Ebenso fand sich eine signifikante Korrelation zwischen Herzfrequenz und subjektiv beurteilter Angst ($r = .7734$, $p < .01$).

Während des Films mit bedrohlichen Szenen korrelierte der Anstieg der Noradrenalinsekretion signifikant mit dem Anstieg der subjektiv beurteilten Angstgefühle ($r = .4162$), Nervosität ($r = .4501$), Muskelverspannung ($r = .4627$), und Herzklopfen ($r = .5156$, p. für alle Korrelationen $< .01$). Für den Anstieg der Adrenalinsekretion ergab sich ebenso eine signifikante Korrelation mit dem Anstieg von Angstgefühlen ($r = .6524$), Nervosität ($r = .5693$), Herzklopfen ($r = .6251$, p für alle Korrelationen $< .001$) sowie Muskelverspannung ($r = .5234$, $p < .01$). Bei den Patienten, nicht hingegen bei den Kontrollen, fand sich über alle Belastungssituationen hinweg ein signifikanter korrelativer Zusammenhang zwischen HFQ-Anstieg und subjektiv beurteilter Zunahme von Herzklopfen (r zwischen .4977 und .5193, p für alle Korrelationen $< .01$)

Während des Films über eine Panikattacke korrelierte der Herzfrequenzanstieg mit der Zunahme von subjektiv beurteilter Nervosität (r = .8749, p < .01), und Muskelverspannung (r = .7913, p < .01).

Ansonsten ergaben sich für beide mentalen Stressoren (Rechnen und freie Rede) keine signifikanten Korrelationen zwischen physiologischen, biochemischen und subjektiven Parametern.

4.4 Diskussion

4.4.1 Ausgangswerte

Wie bereits in der im vorigen Kapitel abgehandelten Yohimbinuntersuchung zeigten Angstpatienten auch in dieser Untersuchung signifikant höhere Ausgangswerte von Panik, Angstgefühlen, Nervosität, Muskelverspannung und Herzklopfen. Die den Angstpatienten eigene höhere Zustandsangst spiegelt sich auch in der EWL wider. Diese Befunde belegen eine höhere Erwartungsangst bei Angstpatienten und sind in Übereinstimmung mit allen anderen Untersuchungen (RAINEY et al., 1984 a,b; CHARNEY et al., 1984, 1985, 1987; FREEDMAN et al., 1984; NESSE et al., 1984; EHLERS et al., 1986; GRIEZ et al., 1987; GORMAN et al., 1988; WOODS et al., 1988).

Wie bei der Yohimbinstudie zeigte sich für die HFQ kein Unterschied in den Ausgangswerten zwischen Angstpatienten und Kontrollen. Somit sprechen unsere Ergebnisse unter Berücksichtigung der Befunde anderer Autoren (MATHEWS et al., 1982; CHARNEY et al, 1984; GASIC et al., 1985; FREEDMAN et al., 1985; COWLEY et al., 1987; VILLACRES et al., 1987; WOODS et al., 1987; YERAGANI et al., 1987; GAFFNEY et al., 1988) wohl eindeutig dafür, daß zumindest Patienten mit Agoraphobie und Panikattacken bzw. Panikerkrankung keine erhöhte Aktivierung des kardiovaskulären Systems aufweisen. Dies wird durch den Befund von nicht-unterschiedlichen systolischen und diastolischen Blutdruckwerten in der vorliegenden Untersuchung erhärtet. Die Diskrepanz zu den Befunden von erhöhten HFQ-Ausgangswerten anderer Autoren ist sowohl auf Unterschiede in der Zeitdauer des medikamentenfreien Intervalls als auch auf Unterschiede im experimentellen Design (FREEDMAN et al., 1984; ROTH et al., 1986; EHLERS et al., 1986) zurückzuführen.

Dies weist wiederum auf den Einfluß unterschiedlicher Versuchsbedingungen hin, da, wie von LIEBOWITZ et al. (1984) gezeigt wurde, das Wissen, eine anxiogene Substanz zu erhalten, ausgeprägtere antizipatorische Angst hervorruft, diese zu einer verstärkten autonomen Aktivierung, wie sie sich u.a. in einer HFQ-Erhöhung zeigt, führt.

Während hinsichtlich des kardiovaskulären Systems keine Unterschiede in den Basiswerten bestehen, zeichnen sich für die EDA eindeutige Unterschiede zwischen

Angstpatienten und Kontrollen ab: sowohl HLW als auch HLR zeigen eine signifikant höhere Aktivierung bei Patienten mit Panikerkrankung bzw. Agoraphobie mit Panikattacken im Vergleich zu Kontrollen. Dieser Befund ist in Übereinstimmung mit den Ergebnissen von LADER und WING (1966), BOND et al. (1974), FREEDMAN et al. (1984), ROTH et al. (1986), COWLEY et al. (1987) und ALBUS et al. (1987).

Allerdings fanden andere Autoren (MATHEW et al., 1982; GASIC et al., 1985; FREEDMAN et al., 1984; VILLACRES et al., 1987; WOODS et al., 1987; YERAGANY et al., 1987 a) keine Unterschiede. Die hier berichteten Werte wurden ebenso wie bei LADER und WING (1966) BOND et al. (1974) und ROTH et al. (1986) in einer einzigen Sitzung erhoben. Da die EDA als Indikator für Orientierungsreaktionen zu werten ist (ALBUS 1977; FAHRENBERG, et al. 1979) kann gefolgert werden, daß die Neuartigkeit der Untersuchungssituation zu ausgeprägterer EDA-Aktivierung bei Angstpatienten führte. Ebenso spielen in den anderen Studien wie in unserer Yohimbinuntersuchung, in denen zwei Sitzungen stattfanden, Adaptationseffekte an die experimentelle Situation eine Rolle, sie führen zu einer Reduktion der autonomen Aktivierung (ZAHN, 1986) und somit zu niedrigeren EDA-Werten.

Das bei Patienten im subjektiven Bereich eindeutig nachweisbare höhere Angstniveau wirkt sich auf physiologischer Ebene ausschließlich in einer stärkeren Aktivierung des elektrodermalen Systems aus. Dies wird durch die signifikanten Zusammenhänge zwischen elektrodermaler Aktivität und Angst- und Panikgefühlen zusätzlich unterstützt.

Hinsichtlich der Cortisol-Ausgangswerte fand sich kein signifikanter Unterschied zwischen Patienten und Kontrollen. Dieser Befund repliziert die im Kapitel 3 referierten Yohimbindaten, steht in Übereinstimmung mit den Ergebnissen von CHARNEY et al. (1985) und WOODS et al. (1987, 1988). Somit zeigt diese Studie wiederum, daß keine peripher meßbaren Störungen der HHNNR-Achse bei Angstpatienten vorliegen.

Wie in einer früher durchgeführten Streßuntersuchung (ALBUS et al., 1987) wiesen auch die hier untersuchten Patienten signifikant höhere NA-Ausgangswerte als Kontrollen auf. Dieser Befund ist in Übereinstimmung mit MATHEW et al. (1981), BALLENGER et al. (1984) und NESSE et al. (1984) und im Gegensatz zu KRALIK et al. (1982), GASIC et al. (1985) und VILLACRES et al. (1987) sowie unserer eigenen Yohimbinstudie.

Da sowohl Abnahmezeitpunkte, Bestimmungsmethodik sowie Stichprobengröße in den zitierten Studien vergleichbar sind, sind Unterschiede in der Verteilung der diagnostischen Untergruppen ebenso wie zwischen venösem und arteriellem NA (VILLACRES et al., 1987) als Ursachen für die divergierenden Befunde anzunehmen. Da in den Studien von NESSE et al. (1984), ALBUS et al. (1987) und in der vorliegenden Untersuchung Belastungssituationen eingeführt worden waren, ist anzunehmen, daß darüber hinaus die Erwartung von aktiv zu bewältigenden Streßsituationen ebenso zu den höheren NA-Ausgangswerten bei Angstpatienten beiträgt.

In bezug auf die Adrenalinausgangswerte ergab sich in Übereinstimmung mit KRALIK et al. (1982), MATHEW et al. (1982) und GASIC et al. (1985) kein signifikanter Unterschied zwischen Angstpatienten und Kontrollen. Auf Unterschiede zwischen den beiden diagnostischen Untergruppen, die auch die divergierenden Befunde anderer Autoren (MATHEW et al., 1981; NESSE et al., 1984; VILLACRES et al., 1987) erklären können, wird in Abschnitt 4.4.3 eingegangen werden.

Somit konnte nachgewiesen werden, daß die Erwartung einer Testsituation, unabhängig davon, ob als Provokations-, Streß- oder Habituationsstudie konzipiert, zu höherer Erwartungsangst bei beiden diagnostischen Untergruppen der Angstpatienten führt. Die widersprüchlichen Befunde in den physiologischen und biochemischen Parametern lassen sich auf folgende Faktoren zurückführen:

1. Dauer des medikamentenfreien Intervall.

2. Unterschiedliche Verteilung der diagnostischen Untergruppen.

3. Unterschiedliche Auswirkungen von offenem, einfach-blindem und randomisiertem Design.

4. Unterschiedliche Effekte der Art der Untersuchung (Streß- bzw. Provokationsuntersuchung).

4.4.2 Situationseffekte

Unterschiedlich strukturierte Belastungssituationen riefen unterschiedliche Reaktionsmuster auf subjektiv-verbaler, physiologischer und biochemischer Ebene hervor. Hierbei ergaben sich für drei der vier Belastungssituationen vergleichbare Reaktionen von Patienten und Kontrollen.

Der Film mit bedrohlichen Szenen, eine Situation, in der passive Reizaufnahme gefordert ist, wurde von Probanden und Patienten zwar als unangenehmste, bedrohlichste und abstoßendste Situation bewertet, rief jedoch keine signifikanten Veränderungen in physiologischen und biochemischen Parametern hervor. Betrachtet man jedoch die korrelativen Zusammenhänge zwischen den einzelnen Variablen, so zeigt sich, daß sowohl NA- als auch A-Sekretionsanstieg signifikant mit dem Anstieg von Angstgefühlen, Nervosität, Herzklopfen und Muskelverspannung korrelieren. Der Film mit bedrohlichen Szenen rief somit gleichsinnige Veränderungen auf subjektivem und biochemischem Bereich hervor.

In Übereinstimmung mit SPINKS und SIDDLE (1985), LAWLER (1980) und ERDMAN et al. (1984) ergab sich lediglich eine geringe, nichtsignifikante HFQ-Erhöhung. Nach LACEY (1967) wäre zu erwarten gewesen, daß passive Perzeption von Reizen zu einer HFQ-Abnahme und Zunahme der EDA führen sollte. Da sowohl Kontrollen als auch Patienten diese Situation als am abstoßendsten beurteilten, ebenso eine geringe HFQ-Erhöhung zu verzeichnen war, ist zu diskutieren, daß der aversive Gehalt dieser Situation, wie von HARE (1975) gezeigt, zu einer Defensivreaktion zur Stimulusabwehr mit damit vergesellschafteter HFQ-Erhöhung führte.

Rechnen und Halten einer freien Rede, zwei Stressoren, die mentale Aktivität und Leistungsanforderung beinhalten, riefen ausgeprägte Reaktionen hervor. Die freie Rede erwies sich als der potenteste Stressor im Hinblick auf das kardiovaskuläre und adrenerge System: sowohl bei Kontrollen als auch Patienten ergab sich der größte HFQ-Anstieg, Kontrollen wiesen die höchste NA- und A-Sekretionserhöhung auf, des weiteren fand sich die stärkste Zunahme der Hautleitreaktionen in allen 3 Gruppen. Dies ist in Übereinstimmung mit den Befunden von ERDMAN et al. (1984), SCHMIT et al. (1984), BALTISSEN und BOUCSEIN (1987), HOUTMAN und BAKKER (1987), DIMSDALE und MOSS (1980). Hinsichtlich der kardiovaskulären Parameter und Hautleitreaktionen ergab sich für die Rechensituation ein identischer, jedoch schwächer ausgeprägter Effekt. Dieser Befund repliziert die Ergebnisse von BONELLI et al. (1979), FORSMAN und LINDBLAD (1983), ALBUS (1977, 1984) und ALBUS et al. (1982 a, b, 1986 a). Bei Kontrollpersonen ließ sich auch die Noradrenalin-Sekretionserhöhung auf die Rechensituation replizieren (WARD et al., 1983; HJEMDAHL et al., 1984; ALBUS et al., 1985 a).

Obwohl Patienten die freie Rede als die anstrengendste Situation bewerteten, sich wesentlich erschöpfter als Kontrollen fanden, traten keine unterschiedlichen Reaktionen zwischen Patienten und Kontrollen in allen physiologischen und biochemischen Parametern auf. Dies ist folgendermaßen zu erklären:

1. Angstpatienten reagieren auf die mentalen Stressoren und den Film mit bedrohlichen Szenen wie Kontrollpersonen, d.h. sie zeigen auf externe Stimulation "normale" Reaktionsmuster.

2. Erwartungsangst und daraus resultierende erhöhte Ausgangswerte bedingen, daß zusätzliche Streßexposition keine zusätzliche vermehrte Aktivierung des adrenergen und noradrenergen Systems hervorruft (WILDER, 1931; FAHRENBERG et al., 1979).

Der Film über einen Patienten während einer Panikattacke führte jedoch zu unterschiedlichen Reaktionen zwischen Patienten und Kontrollen: diese Situation wurde von Patienten als signifikant unangenehmer und bedrohlicher bewertet. Auf physiologischer Ebene reagierten die Patienten entsprechend mit einer Erhöhung der EDA. Somit war dieser Film ein spezifischer Stressor für Angstpatienten. Vorerfahrung von eigenen Panikattacken ließ diesen Film für Angstpatienten bedrohlicher und unangenehmer werden. Diese Interpretation wird dadurch gestützt, daß Patienten - unabhängig von der diagnostischen Zuordnung - mit mehr als 3 Panikattacken in der vorausgegangenen Woche sowohl den stärksten EDA-Anstieg aufwiesen als auch als einzige Gruppe mit einem Anstieg der Adrenalinsekretion reagierten.

Somit konnte nachgewiesen werden, daß eine Belastungssituation, die bei Patienten Assoziationen mit früher erlebten Panikattacken begünstigt (MARGRAF et al.,

1986 a,b), in der Lage ist, bei Patienten mit häufigen Panikattacken ausgeprägtere Reaktionen in subjektiven Parametern, EDA und Adrenalinsekretion hervorzurufen. Diese erreichte jedoch bei weitem nicht das Ausmaß, wie es pharmakoinduzierte körperliche Veränderungen hervorrufen.

Die Verläufe der einzelnen Parameter im Versuchsablauf weisen jedoch einige Unterschiede zwischen Patienten und Kontrollen auf: Kontrollpersonen weisen in den einzelnen Ruhephasen eine Zunahme der Noradrenalinsekretion auf, Patienten nicht. Wahrscheinlich verhindern bei Angstpatienten die erhöhten NA-Ausgangswerte im Sinne eines Deckeneffektes (WILDER, 1931) eine weitere Sekretionserhöhung.

Die Zunahme des HLW-Niveaus während der Ruhephasen spiegelt wider, daß für Angstpatienten die Zeitdauer der Ruhephasen zu kurz war, um eine Rückkehr des HLWs zum Ausgangsniveau zu gewährleisten. Da in den früheren Streßuntersuchungen eine gleichfalls 4minütige Ruhephase ausreichte, um derartige Transfereffekte bei depressiven und schizophrenen Patienten zu verhindern (ALBUS et al., 1982 a, b, 1984), kann davon ausgegangen werden, daß Angstpatienten nicht nur eine erhöhte elektrodermale Grundaktivität aufweisen, sondern auch nach Stimulation eine verzögerte Rückkehr zum Ausgangswert. Dies ist in Übereinstimmung mit Befunden von RASKIN et al. (1975), der eine verzögerte Habituation bei Angstpatienten aufzeigen konnte.

Aufgrund der Untersuchungen von WEINBERGER und SCHWARTZ (1979) und ASENDORPF und SCHERER (1983) wäre zu erwarten gewesen, daß Angstpatienten auf Streßsituationen signifikant stärker mit HFQ- und HLR-Veränderungen reagieren würden. Im Gegenteil sind die Reaktionen von Angstpatienten hinsichtlich HFQ- und HLR eher geringer als die von nicht-ängstlichen Kontrollen. Dies weist wiederum darauf hin, daß eine Übertragung von an gesunden Kontrollen erhobenen Befunden, die hinsichtlich ihres Ängstlichkeitsausmaßes selektiert werden, auf Angstpatienten nicht möglich ist. Unter Berücksichtigung der Befunde von GREENBERG et al. (1985) ist zu diskutieren, ob die von Angstpatienten angegebene höhere Angst und Nervosität nicht zusätzlich als gelernter Schutzmechanismus eingesetzt wird: wenn das Empfinden von Angst eine weniger bedrohliche Erklärung für vorweggenommenen Mißerfolg ermöglicht, könnte das von Angstpatienten angegebene Ausmaß von Angst, Panikgefühlen und Nervosität nicht nur erhöhte Ängstlichkeit per se reflektieren, sondern auch im Sinne einer Defensivreaktion eingesetzt werden.

In den bisherigen Ausführungen wurde aus Gründen der Übersichtlichkeit nicht zwischen Patienten mit Panikerkrankung und Agoraphobie differenziert. Im weiteren soll nun auf die Unterschiede zwischen den beiden Untergruppen eingegangen werden.

4.4.3 Unterschiede zwischen Patienten mit Panikerkrankung bzw. Agoraphobie mit Panikattacken

Die höheren Ausgangswerte von Panik- und Angstgefühlen bei Patienten mit Agoraphobie und Panikattacken im Vergleich zu Patienten mit Panikerkrankung blieben bis zur Endruhe bestehen. Dies zeigt, daß Patienten mit Agoraphobie angstvoller auf eine experimentelle Untersuchungssituation, aus der Entweichen schwer möglich ist, reagieren. Berücksichtigt man, daß höhere Ausgangswerte mit vermehrtem Auftreten von Panikattacken bei Provokationsuntersuchungen vergesellschaftet sind (YERAGANY et al., 1987 a, b; COWLEY et al., 1987), könnten Untersuchungen bei überwiegend agoraphobischen Patienten mit größerer Wahrscheinlichkeit zum Auftreten von Panikattacken führen.

Gleichzeitig wiesen Patienten mit Agoraphobie und Panikattacken die niedrigsten Adrenalinwerte auf. Dieser Unterschied, obwohl aufgrund der großen Standardabweichung nur marginal signifikant, ist doch beachtenswert. Ein unterschiedliches Adrenalinsekretionsmuster unterschiedlicher Diagnosegruppen könnte die bisher vorliegenden divergenten Ergebnisse teilweise erklären. Für Patienten mit generalisiertem Angstsyndrom wurden sowohl erhöhte (MATHEW, 1981) als auch nichterhöhte Adrenalin-Ausgangswerte berichtet (MATHEW, 1982; KRALIK, 1982). VILLACRES et al. (1987) und NESSE et al. (1984) fanden höhere Adrenalinwerte bei Patienten mit Panikerkrankung. Der Befund erniedrigter Adrenalinsekretion ist ein wichtiger Hinweis dafür, daß eine unterschiedliche selektive Aktivierung bzw. Desaktivierung der adrenomedullären Komponente des sympathischen Nervensystems in den einzelnen diagnostischen Untergruppen vorliegen könnte.

Im Gegensatz dazu war der durch die zirkadiane Rhythmik bedingte Abfall der Cortisolsekretion im Versuchsablauf bei Patienten mit Panikerkrankung vermindert. Somit reagierte diese Patientengruppe auf Streß in Hinblick auf das HHNNR-System ausgeprägter als Patienten mit Agoraphobie. Aufgrund dieser Befunde lassen sich die beiden Patientengruppen auf biochemischer Ebene differenzieren: Unterschiede bestehen hinsichtlich der adrenomedullären bzw. HHNNR-Aktivierung, nicht jedoch hinsichtlich der NA-Sekretion.

Auch bei den einzelnen Belastungssituationen ergaben sich unterschiedliche Reaktionsverläufe, wobei nochmals zu betonen ist, daß außer bei dem Film über eine Panikattacke insgesamt eher geringere Reaktionsmuster im Vergleich zu Kontrollen zu verzeichnen waren:

Patienten mit Panikerkrankung reagierten auf mentalen Streß mit einer signifikanten Erhöhung des systolischen Blutdruckes, die noch in der Ruhesituation nach Rechnen persistierte, Patienten mit Agoraphobie zeigten keine Reaktion.

Folgende Befunde im Vergleich zur Yohimbinuntersuchung wurden erhoben:

1. Während Yohimbin bei Patienten mit Agoraphobie bzw. Panikerkrankung zu einer Zunahme von Panik- und Angstgefühlen sowie Nervosität sowohl bei Angstpatienten als auch Kontrollen führte, riefen dies die unterschiedlichen

Stressoren nicht hervor. Andererseits führte die Streßstudie im Gegensatz zur Yohimbinprovokation bei Angstpatienten zu höheren NA-, HLR- und HLW-Ausgangswerten. Somit kann als nachgewiesen gelten, daß die Art der zu erwartenden Testsituationen entscheidenden Einfluß auf die Ausgangswerte hat.

2. Neben diesen eher angsterhöhenden Effekten antizipierter Streßsituation weisen unsere Befunde jedoch darauf hin, daß Strukturierung einer Testsituation einen angstreduzierenden Effekt hat: während in der vorliegenden Untersuchung im Versuchsablauf ein signifikanter Abfall von Panik- und Angstgefühlen sowie Nervosität zu verzeichnen war, sind die Ergebnisse der Provokationsuntersuchungen gegenläufig: Angstpatienten reagieren nach Gabe einer anxiogenen Substanz, deren Effekten sie ohne äußere Ablenkung und Strukturierung ausgesetzt sind, mit Zunahme von Angst und Panikgefühlen (RAINEY et al., 1984, FREEDMAN et al., 1984; NESSE et al., 1984; UHDE et al., 1984; CHARNEY et al., 1984, 1987).

3. Die insgesamt schwächer ausgeprägten Reaktionen von Angstpatienten auf die vorgegebenen Stressoren im Vergleich zu Kontrollen zeigen, daß die höheren Ausgangswerte von Angstpatienten durch externe Distraktion und Strukturierung der Testsituation denen von Kontrollpersonen im Versuchsablauf angenähert werden können.

4. Der Film über einen Patienten, der eine Panikattacke erleidet, erwies sich als spezifischer Stressor für Angstpatienten.

5. Unterschiede zwischen Patienten mit Agoraphobie und Panikattacken und Patienten mit Panikerkrankung zeigen sich dahingehend, daß Patienten mit Agoraphobie ein höheres Ausmaß von subjektiv beurteilten Angst- und Panikgefühlen aufweisen. Des weiteren ergaben sich Unterschiede hinsichtlich der Aktivierung der adrenomedullären Komponente des sympathischen Nervensystems und der HHNNR-Achse.

5 Zusammenfassung

Ziel biologisch orientierter Forschung im Bereich der Psychiatrie ist es, durch die Untersuchung biochemischer oder physiologischer Parameter Veränderungen in unterschiedlichen Systemen zu erfassen, die als ätiologiespezifisch bzw. pathophysiologisch relevant für definierte psychiatrische Krankheitsbilder angesehen werden können.

Die Fülle der oft widersprüchlichen Befunde macht allerdings deutlich, daß dieses Ziel bisher nur in Ansätzen erreicht worden ist. Die Gründe dafür sind vielfältig:

Die Komplexität psychiatrischer Krankheitsbilder mit erheblichen Unterschieden in ihren klinischen Symptomen, im Ausprägungsgrad der Symptome, in deren Verlauf und therapeutischer Beeinflußbarkeit.

Die zahlreichen Einflußfaktoren auf physiologische und biochemische Reaktionsmuster, die eine Vielzahl methodologischer Probleme aufwirft, die bisher nur teilweise gelöst sind:

1. Ein zu einem bestimmten Zeitpunkt erhobenes Maß ist Resultante des Zusammenwirkens von Situation, Erkrankung und Individuum mit individueller Lern- und Krankheitsgeschichte.

2. Neben der Tendenz eines Individuums, mit einem individualspezifischen Reaktionsmuster zu reagieren, besteht die Tendenz eines Stimulus, ein stimulus-spezifisches Reaktionsmuster hervorzurufen.

3. Es besteht eine geringe Kovariation zwischen biochemischer, physiologischer und Verhaltens- bzw. subjektiver Ebene.

4. Außerdem ist lediglich eine geringe Konstanz physiologischer und biochemischer Reaktionsmuster zu verzeichnen.

5. Diese geringe Konstanz ist vor allem darauf zurückzuführen, daß eine Reihe krankheitsunspezifischer Faktoren physiologische und biochemische Meßgrössen erheblich beeinflussen.

Die in dieser Arbeit referierten Untersuchungen sind die Ergebnisse einer sequentiellen Untersuchungsstrategie, in der versucht wurde, verschiedene krankheitsunspezifische Faktoren in ihren Auswirkungen auf physiologische, biochemische und subjektiv verbale Korrelate des Syndroms "Angst" möglichst detailliert an einzelnen Krankheitsgruppen zu erfassen, um im weiteren durch Kontrolle dieser unspezifischen Variablen Aussagen über pathophysiologisch relevante Veränderungen einzelner Reaktionssysteme zu ermöglichen.

An biochemischen Meßgrößen wurden Cortisol, Noradrenalin und Adrenalin, an physiologischen Parametern Herzfrequenz, Blutdruck und elektrodermale Aktivität (Hautleitwert und Hautleitreaktion) mit unterschiedlichen Akzentuierungen in den verschiedenen Studien erfaßt.

Zunächst wurden aufgrund biochemischer Charakteristika zwei Gruppen von schizophrenen Patienten gebildet: eine Gruppe mit hohen Noradrenalinwerten (Ruhewerte und Reaktionswerte auf einen Cold-pressure-Test) und eine andere Gruppe mit niedrigen Noradrenalinwerten. Im weiteren wurden über 3 Meßzeitpunkte hinweg Zusammenhänge zwischen biochemischen Meßgrößen und psychopathologischem Befund unter Therapie mit Neuroleptika und nach Absetzen der Neuroleptika überprüft. Dabei wurden folgende Ergebnisse ermittelt:

1. Eine Untergruppe schizophrener Patienten, die stärker ausgeprägte produktive Symptome wie Halluzinationen, Denkstörungen und Wahn aufweist, reagiert auf Langzeitbehandlung mit Neuroleptika mit einer ausgeprägten peripheren Sekretionserhöhung von Noradrenalin.

2. Das Absetzen der Medikation führt zu einem ausgeprägteren Noradrenalinabfall und zu deutlicherer und länger anhaltender Verschlechterung in den produktiven Symptomen dieser Gruppe. Die Gruppe von Patienten mit geringer ausgeprägter Aktivität des peripheren noradrenergen Systems hingegen verschlechtert sich in paranoiden Symptomen sowie Angst und Depression.

3. Unabhängig vom Einfluß neuroleptischer Langzeitmedikation weisen schizophrene Patienten höhere Noradrenalin-Plasmawerte auf als vergleichbare Probanden.

4. Es besteht ein enger korrelativer Zusammenhang zwischen Veränderung der Noradrenalinsekretion und Veränderung des Angstausmaßes.

Somit konnte gezeigt werden, daß nicht krankheitsspezifische Symptome wie Denkstörungen oder Halluzinationen, sondern Angst, eine krankheitsunspezifische Variable, den stärksten Einfluß auf die Noradrenalinsekretion aufweist.

Anschließend wurde untersucht, welche Effekte auf subjektiver, physiologischer und biochemischer Ebene die Gabe einer angstinduzierenden Substanz (20 mg Yohimbin oral) bei Patienten mit Agoraphobie und Panikattacken bzw. mit Panikerkrankung im Vergleich zu gesunden Kontrollpersonen hervorruft. Es wurden folgende Ergebnisse gewonnen:

1. Angstpatienten hatten höhere Ausgangswerte in den subjektiven Parametern Angst, Panik und Nervosität, unterschieden sich jedoch nicht in den Ausgangswerten physiologischer (Herzfrequenz und elektrodermale Aktivität) und biochemischer (Noradrenalin und Cortisol) Parameter von gesunden Kontrollpersonen.

2. Trotz höherer Ausgangswerte in den subjektiven Parametern bei Angstpatienten führte Yohimbingabe zu einer ausgeprägteren Erhöhung von Angst und Panikgefühlen. Jedoch zeigten sich außer einem stärker labilisierenden Effekt auf die Herzfrequenz keine unterschiedlichen Auswirkungen von Yohimbin auf physiologische und biochemische Parameter.

3. Behandlung der Patienten mit einer anxiolytischen Substanz (Alprazolam) zeigte keine nachweisbaren antagonisierenden Wirkungen auf die Yohimbineffekte.

4. Angstpatienten reagierten sensibler auf pharmakoinduzierte Veränderungen physiologischer Funktionen, d.h. sie identifizierten Yohimbin richtig und in wesentlich kürzerer Zeit als gesunde Probanden.

5. Durch Einführung und Art strukturierter Situationen, die eine Ablenkung von den durch Yohimbin hervorgerufenen körperlichen Veränderungen ermöglichten, gelang es, die anxiogenen Effekte von Yohimbin im Vergleich zu anderen Pro-Provokationsuntersuchungen deutlich zu reduzieren.

Somit kann die Provokation mit Yohimbin nicht als eindeutig definiertes biologisches Angstmodell angesehen werden, da es zwar auf subjektiver, nicht hingegen auf physiologischer und biochemischer Ebene klar unterschiedliche Effekte bei Patienten und Kontrollpersonen hervorruft.

Die letzte Untersuchung befaßte sich damit, wie sich experimentelle Belastungssituationen (Stressoren) auf die Ausgangs- und Verlaufswerte subjektiver, physiologischer und biochemischer Parameter bei Angstpatienten im Vergleich zu Kontrollen auswirken. Ebenso wurde der Frage nachgegangen, ob sich Unterschiede zwischen Patienten mit Panikerkrankung bzw. mit Agoraphobie und Panikattacken aufzeigen lassen.

Es wurden folgende Ergebnisse ermittelt:

1. Erwartung von aktiv zu bewältigenden Belastungssituationen führte im Gegensatz zur Yohimbinstudie zu höheren Ausgangswerten von Noradrenalin und der elektrodermalen Aktivität in beiden Patientengruppen.

2. Auf mentale Stressoren sowie auf einen Film mit bedrohlichen Szenen reagierten beide Patientengruppen ähnlich wie Kontrollpersonen, nämlich mit ausgeprägter Noradrenalin-, Adrenalin-, Herzfrequenz- und Blutdruckerhöhung auf die mentalen Stressoren und nur geringen, nicht signifikanten Veränderungen in physiologischen und biochemischen Parametern auf den Film mit bedrohlichen Szenen.

3. Ein Film über einen Patienten mit einer Panikattacke hingegen führte zu ausgeprägteren Erhöhungen der Adrenlinsekretion und elektrodermalen Aktivität bei Patienten mit mehr als 3 Panikattacken in der vorausgegangenen Woche. Diese

Situation kann somit also als relativ spezifischer Stressor für Angstpatienten angesehen werden.

4. Patienten mit Agoraphobie und Panikattacken bzw. mit Panikerkrankung unterschieden sich untereinander hinsichtlich ihres Angstausmaßes und hinsichtlich der Aktivierung der adrenomedullären Komponente des sympathischen Nervensystems bzw. der HHNNR-Achse. Patienten mit Agoraphobie und Panikattacken wiesen stärker ausgeprägte Angst- und Panikgefühle, niedrigere Adrenalinwerte und eine geringe Cortisolsekretionserhöhung auf die Stressoren im Vergleich zu Patienten mit Panikerkrankung auf.

5. Strukturierte Situationen bewirkten im Versuchsablauf eine Angstreduktion in beiden Patientengruppen und näherten die ursprünglich erhöhten Ausgangswerte denen von gesunden Kontrollpersonen an.

Somit konnte gezeigt werden, daß experimentelle Bedingungen Auswirkungen auf die Ausgangswerte sowie die Reaktionsverläufe physiologischer und biochemischer Parameter zeigen und daher einen erheblichen unspezifischen Einflußfaktor darstellen.

In der vorliegenden Arbeit konnte aufgezeigt werden, daß biochemische und physiologische Korrelate des Syndroms "Angst" diagnoseübergreifend nachweisbar sind. Externe Einflußgrößen wie Art der Belastungssituation, Untersuchungsdesign und Instruktion zeigen jedoch unterschiedliche Effekte auf biochemische, psychophysiologische und subjektiv-verbale Parameter und stellen relevante intervenierende Variablen dar.

Durch den in der vorliegenden Arbeit erbrachten Nachweis anderer Einflußgrößen wie Art der experimentellen Situation, Instruktion, und experimentellem Design auf physiologische und biochemische Parameter zeigt sich die Notwendigkeit, bei der Formulierung biologischer Angstmodelle auch psychologische Variablen zu integrieren

Da biochemische Parameter insgesamt eindeutigere Reaktionsverläufe aufweisen als physiologische Parameter, wird es Aufgabe zukünftiger Forschung sein, in erster Linie zentral regulierte biochemische Meßgrößen durch möglichst spezifische Stimulation in ihren Funktionen zu erfassen und deren Veränderungen im Krankheitsverlauf unter Kontrolle unspezifischer intervenierender Variablen zu evaluieren. In diesem Zusammenhang ist die vorliegende Arbeit zu sehen.

Literatur

Ackenheil M, Albus M, Müller F, Welter D, Zander K, Engel R: Catecholamine response to short-time stress in schizophrenic and depressive patients. In: Usdin E, Kopin IJ, Barchas J (eds.) Catecholamines: Basic and Clinical Frontieres. Pergamon Press, New York 1937-1939)1979)

Ackenheil M, Fröhler M, Goldig G, Rall C, Welter D: Katecholaminbestimmung im Blut und Liquor mit Hochdruckflüssigkeitschromatographie und elektrochemischem Detektor. Arzneimittel-Forschung/Drug Research 32 (II), No 8, 893 (1982)

Albus M: Spezifität physiologischer Parameter in experimentellen Stress-Situationen. Diplomarbeit zur Diplomprüfung der Psychologie an der Universität München. München, 1977

Albus M: Aktivierungsniveau und situative Reagibilität autonomer Funktionen bei schizophrenen Patienten mit paranoid-halluzinatorischem Syndrom. Inaugural-Dissertation zur Erlangung der Doktorwürde in der gesamten Medizin an der Ludwig Maximilians-Universität, München (1979)

Albus M, Engel RR, Müller F, Zander K, Ackenheil M: Experimental stress situations and the state of autonomic arousal in schizophrenic and depressive patients. Int. Pharmacopsychiat. 17, 129-135 (1982 a)

Albus M, Ackenheil M, Engel R, Müller F: Situational reactivity of autonomic functions in schizophrenic patients. Psychiat. Res.6, 361-371 (1982 b)

Albus M: Medikamentöse Beeinflussung autonomer Reaktionsmuster in angstinduzierenden Streßsituationen. Dissertation zur Erlangung des akademischen Grades eines Doktors der Sozialwissenschaften, Tübingen (1984)

Albus M, Ackenheil M, Engel RR, Müller-Spahn F, Stahl S: Influence of beta-blockers and/or minor tranquilizers on autonomic stress reactions. Pharmacopsychiat. 18, 15-16 (1985 a)

Albus M, Naber D, Müller-Spahn F, Douillet P, Reinertshofer T, Ackenheil M: Tardive dyskinesia: Relation to computertomographic, endocrine, and psychopathological variables. Biol. Psychiat. 20, 1082-1089 (1985 b)

Albus M, Stahl S, Müller-Spahn F, Engel RR: Psychophysiological differentiation of two types of anxiety and its pharmacological modification by minor tranquilizer and beta-receptor-blocker. Biol. Psychol. 23, 39-51 (1986 a)

Albus M, Naber D, Ackenheil M, Bürke H, Müller-Spahn F, Münch U, Reinertshofer T, Schmidt-Vanderheyden W, Weber G, Wissmann J: Psychopathologische Veränderungen bei chronisch schizophrenen Patienten nach Neuroleptikaentzug: Beziehungen zu therapeutischen, neuroendokrinen und computertomographischen Variablen. Fortschr. Neurol. Psychiat. 54, 15-20 (1986 b)

Albus M, Botschev C, Müller-Spahn F, Naber D, Münch U, Ackenheil M: Clininical and biochemical effects of nicergoline in chronic schizophrenic patients. Pharmacopsychiat. 19, 101-105 (1986 c)

Albus M, von Gellhorn K, Münch U, Naber D, Ackenheil M: A double-blind study with ceruletide in chronic schizophrenic patients: biochemical and clinical results. Psychiat. Res. 19, 1-7 (1986 d)

Albus M: Psychiatric patients and their response to experimental stress. Stress Medicine 3, 233-238 (1987)

Allen PIM, Batty KA, Dodd CAS, Herbert J, Gugh CJ, Moore GF, Seymour MJ, Shiers HM, Stacey PM, Young SK: Dissociation between emotional and endocrine responses preceding an academic examination in male medical students. J. Endocr. 107, 163-170 (1985)

Anden NE, Grabowska M, Strombom U: Different alpha-adrenoceptors in the central nervous system mediating biochemical and functional effects of clonidine and receptor blocking agents. Naunyn-Schmiedeberg's Arch. Pharmacol. 292, 43-52 (1976)

Angrist B, Rotrosen J: Dopaminergic and nondopaminergic elements in schizophrenia. In: Corsini GU, Gessa GL (eds.) Apomorphin and other dopaminomimetics. Vol. 2: Clinical Pharmacology. Raven Press, New York 33-38 (1981)

Asendorpf JB, Scherer KR: The discrepant repressor: differentiation between low anxiety, high anxiety, and repression of anxiety by autonomic-facial-verbal patterns of behavior. J. Pers. Soc. Psychol. 45/6, 1334-1346 (1983)

Bagdy G, Perenyi A, Frecska E, Revai K, Papp Z, Fekete MI, Arato M: Decrease in dopamine, its metabolites and noradrenaline in cerebrospinal fluid of schizophrenic patients after withdrawal of long-term neuroleptic treatment. Psychopharmacol. 85/1, 62-64 (1985)

Ballenger JC, Peterson GA, Laraia M, Hueck A, Lake CR, Jimerson D, Cow DJ, Trockman C, Shipe JR, Wilkinson C: A study of plasma catecholamines in agoraphobia and the relationship of serum tricyclic levels to treatment response. In: Ballenger JC (ed.) Biology of Agoraphobia. American Psychiatric Press, Washington, D.C. (1984)

Baltissen R, Boucsein W: Vergleichende Untersuchungen zur Zustandsskalierung und Veränderungsskalierung bei der Beurteilung subjektiver Streßwirkungen in psychophysiologischen Experimenten. Zeitschrift für Differentielle und Diagnostische Psychologie 8/1, 1-23 (1987)

Blessing WW, Sved AF, Reis DJ: Destruction of noradrenergic neurons in rabbit brainstem elevates plasma vasopressin causing hypertension. Science 217, 661-663 (1982)

Bloch V, Bonvallet M: Le contrôle inhibiteur bulbaire des réponses électrodermales. Comptes Rendues de la Société de Biologie 154, 42-45 (1960)

Bond AJ, James DC, Lader MH: Physiological and psychological measures in anxious patients. Psychol. Med. 4, 364-373 (1974)

Bondy B, Ackenheil M, Birzle W, Elbers R: Catecholamines and their receptors in blood: Evidence for alterations in schizophrenia. Biol. Psychiat. 19/10, 1377-1393 (1984)

Bondy B, Ackenheil M, Fröhler M: Biochemical classification of schizophrenia subtypes. Pharmacopsychiat. 19, 52-54 (1986)

Bondy B, Ackenheil M, Albus M, Fröhler M, Harrison FJJ: Adrenoceptor sensitivity in blood cells of anxiety patients: A predictor for stress response? In: Usdin E, Kopin IJ, Barchas J (eds.) Progress in Catecholamine Research Part C: Clinical aspects 393-397, Alan R Liss. Inc. (1988)

Bonelli J, Hörtnagl H, Brücke Th, Magometschnigg D, Lochs H, Kaik G: Effect of calculation stress on hemodynamics and plasma catecholamines before and after ß-blockade with propranolol (Inderal) and mepindolol sulfate (Corindolan). Europ. J. Clin. Pharmacol. 15, 1-8 (1979)

Braestrup C, Nielsen M, Olsen EL: Urinary and brain ß-carboline-3-carboxylates as potent inhibitors of brain benzodiazepine receptors. Proc. Natl. Acad. Sci. USA 77, 2288-2292 (1980)

Brown SL, Charney DS, Woods SW, Heninger GR, Tallman J: Lymphocyte ß-adrenergic receptor binding in panic disorder. Psychopharmacol. 94, 24-28 (1988)

Caliguri EJ, Mefford IN: Femtogram detection limits of biogenic amines using microbore HPLC with electrochemical detection. Brain Res. 296, 156-159 (1984)

Cameron OG, Smith CB, Hollingsworth PJ, Nesse RM, Curtis GC: Platelet a_2-adrenergic receptor binding and plasma catecholamines before and during imipramine treatment in patients with panic anxiety. Arch. Gen. Psychiat. 41, 1144-1148 (1984).

Carlsson A, Lindquist M: Effect of chlorpromazine and haloperidol on formation of 3-methoxytyramine and normetanephrine in mouse brain. Acta Pharmacol. Toxicol. 20, 140-144 (1963)

Carr DB, Sheehan DV: Panic anxiety: A new biological model. J. Clin. Psychiat. 45, 323-330 (1984)

Castellani S. Ziegler MG, van Kammen DP, Alexander PE, Siris SG, Lake CR: Plasma norepinephrine and dopamine-beta-hydroxylase activity in schizophrenia. Arch Gen. Psychiat. 39, 1145-1149 (1982)

Charney DS, Heninger GR, Sternberg DE: Assessment of alpha-2 adrenergic autoreceptor function in humans: Effects of oral yohimbine. Life Sci. 30, 2033-2041 (1982)

Charney DS, Heninger GR, Redmond DE: Yohimbine induced anxiety and increased noradrenergic function in humans: Effects of diazepam and clonidine. Life Sci. 33, 19-29 (1983)

Charney DS, Heninger GR, Breier A: Noradrenergic function in panic anxiety: Effects of Yohimbine in healthy subjects and patients with agoraphobia and panic disorder. Arch. Gen. Psychiat. 41, 751-763 (1984)

Charney DS, Heninger GR: Noradrenergic function and the mechanism of action of antianxiety treatment. Arch. Gen. Psychiat. 42, 458-467 (1985)

Charney DS, Breier A, Jatlov PI, Heninger GR: Behavioral, biochemical, and blood pressure responses to alprazolam in healthy subjects: Interactions with Yohimbine. Psychopharmacol. 88, 133-140 (1986)

Charney DS, Woods SW, Goodman W, Heninger GR: Neurobiological mechanisms of panic anxiety: Biochemical and behavioral correlates of yohimbine induced panic attacks. Am. J. Psychiat. 144, 1030-1036 (1987)

Chattopadhyay P, Cooke E, Toone B, Lader M: Habituation of physiological responses in anxiety. Biol. Psychiat. 15/5, 711-721 (1980)

Clark, DM, Hensley, DR: The effect of hyperventilation: Individual variability and its relation to personality. J. Behav. Ther. Exp. Psychiat. 13, 41-47 (1982)

Cohen M, White P: Life situations, emotions, and neurocirculatory asthenia anxiety neurosis, neurasthenia, effort syndrome). Proc. Assoc. Res. Nerv. Ment. Dis. 29, 832-869 (1950)

Cohen AS, Barlow DH, Blanchard EN: Psychophysiology of relaxation associatedpanic attacks. J. Abn. Psychol. 94, 96-101 (1985)

Connor HE, Drew GM, Finch L: Clonidine-induced potentiation of reflex vagal bradycardia in anaesthetized cats. J. Pharm. Pharmacol. 34, 22-26 (1982)

Corda M, Blaker W, Mendelson W, Guidotti A: ß-carbolines enhance the shock-induced suppression of drinking in the rat. Proc. Nat. Acad. Sci. USA 80, 2072-2076 (1983)

Cowley DS, Hyde TS, Dager SR, Dunner DL: Lactate infusions: The role of baseline anxiety. Psychiat. Res. 21, 169-179 (1987)

Crawley JN, Ninan PT, Pickar D, Chrousos GP, Linnoila M, Skolnick P, Paul M: Neuropharmacological antagonism of the ß-carboline-induced "anxiety" response in rhesus monkeys. J. Neurosci. 5/2, 477-485 (1985)

Creese I: Receptor interactions of neuroleptics. In: Coyle JT, Enna SJ (eds.) Neuroleptics: Neurochemical, behavioral, and clinical perspectives. Raven Press, New York 183-222 (1983)

Crow TJ: Two dimensions of pathology in schizophrenia: Dopaminergic and non-dopaminergic. Psychopharmacol. Bull. 18/3, 22-29 (1982)

Dajas F, Barbeito L, Martinez-Pesquera G, Lista A, Puppo D, Puppo-Touriz H: Plasma noradrenaline and clinical psychopathology in schizophrenia. Neuropsychobiol. 10, 70-74 (1983)

Davis JM, Cole JD: Antipsychotic drugs. In: Freedman AM, Kaplan HI, Sadock BJ (eds.). Comprehensive text book of psychiatry. Vol. 2, Williams and Wilkins, Baltimore, 1921-1941 (1975)

Davis M, Redmond DE Jr, Baraban JM: Noradrenergic agonists and antagonists: Effects of conditioned fear as measured by the potentiated startle paradigm. Psychopharmacol. 65, 111-118 (1979)

Davis DD, Dunlop SR, Shea P, Brittain H, Hendrie HC: Biological stress responses in high and low trait anxious students. Biol. Psychiat. 20, 843-851 (1985)

Dimsdale JE, Moss J: Short-term catecholamine response to psychological stress. Psychosom. Med. 52/5, 493-497 (1980)

Dimsdale JE: Generalizing from laboratory studies to field studies of human stress physiology. Psychosom. Med. 46/5, 463-469 (1984)

Dixon WJ: BMDP National Software. University of California Press, Berkeley (1981)

Dorow R, Horowski R, Paschelke G, Amin M, Braestrup C: Severe anxiety inducedby FG7142, a ß-carboline ligand for benzodiazepine receptors. Lancet 8341, 98-99 (1983)

DSM III: Diagnostic and statistical manual of mental disorders. 3rd Edition American Psychiatric Association, Washington, DC (1980)

Easton J, Sherman D: Somatic anxiety attacks and propranolol. Arch. Neurol. Chicago 33, 689-691 (1976).

Ehlers A, Margraf J, Roth WT, Taylor CB, Maddock RJ, Sheikh J, Kopell ML, McClenahan KL, Gossard D, Blowers GH, Agras WS, Kopell BS: Lactate infusions and panic attacks: do patients and controls respond differently? Psychiat. Res. 17, 295-308 (1986)

Engel BT, Bickford AF: Response specifity: stimulus-response and individual response specifity in essential hypertensives. Arch. Gen. Psychiat. 5, 478-489 (1961)

Engel RR, Müller F, Münch U, Ackenheil M: Plasma catecholamine response and autonomic function during short-time psychological stress. In: E. Usdin, R. Kyetnansky, J. Kopin (Eds.) Catecholamines and stress. Recent advances, 461-466. New York: Elsevier (1980)

Erdmann G, Janke W, Bisping R: Wirkungen und Vergleich der Wirkungen von vier experimentellen Belastungssituationen. Zeitschrift für experimentelle und angewandte Psychologie 31/4, 521-542 (1984)

Fahrenberg J, Walschburger P, Foerster F, Myrtek M, Müller W: Psychophysiologische Aktivierungsforschung. Ein Beitrag zu den Grundlagen der multivariaten Emotions- und Stress-Theorie. München: Minerva (1979)

Feuerstein G, Zerbe RL, Ben-Ishay D, Kopin IJ, Jacobowitz DM: Catecholamines and vasopressin in forebrain nuclei of hypertension prone and resistant rats. Brain Res. Bull. 7, 671-676 (1981)

Förster F: Psychophysiological response specifities: A replication over a 12-monthperiod. Biol. Psychol. 21, 169-182 (1985)

Forsman L, Lindblad LE: Effect of mental stress on baroreceptor-mediated changes in blood pressure and heart rate and on plasma catecholamines and subjective responses in healthy men and women. Psychosom. Med. 45/5, 435-444 (1983)

Frankenhaeuser M, Lundberg U, Forsman L: Note on arousing Type A persons by depriving them of work. J. Psychosom. Res. 24, 45-47 (1980).

Freedman RR, Ianni P, Ettedgui E, Pohl R, Rainey JM: Psychophysiological factors in panic disorder. Psychopathol. 17/1, 66-73 (1984)

Freedman RR, Ianni P, Ettedgui E, Puthezhath N: Ambulatory monitoring of panic disorder. Arch. Gen. Psychiat. 42, 244-248 (1985)

Frohlich E, Tarazi R, Dustan H: Hyperdynamic beta-adrenergic circulatory state. Arch. intern. Med. 123, 1-7 (1969)

Fuxe K, Vincent M, Andersson K, Harfstrand A, Agnati LF, Sassard J, Benferati F, Hökfelt T: Selective reduction of adrenaline turnover in the dorsal midline area of the caudal medulla oblongata and increase of hypothalamic adrenaline levels in the Lyon strain of genetically hypertensive rats. Eur. J. Pharmacol. 77, 187-191 (1982)

Fyer AJ, Gorman JM, Liebowitz MR, Levitt M, Danielson E, Martinez J, Klein DF: Sodium lactate infusion, panic attacks, and ionized calcium. Biol. Psychiat.19/10, 1437-1447 (1984)

Fyer MR, Uy J, Martinez J, Goetz R, Klein DF, Fyer AJ, Liebowitz MR, Gorman J: CO_2 challenge of patients with panic disorder. Am. J. Psychiat. 144/8, 1080-1082 (1987)

Gaffney FA, Fenton BJ, Lane LD, Lake CR: Hemodynamic, ventilatory, and biochemical responses of panic patients and normal controls with sodium lactate infusions and spontaneous panic attacks. Arch. Gen. Psychiat. 45, 53-60 (1988)

Garfield SL, Gershon S, Sletten I, Sundland DM, Ballou S: Chemically induced anxiety. Int. J. Neuropsychiat. 3, 426-433 (1967)

Garver DL. Zemlan F, Hirschowitz J, Hitzemann R, Mavroidis ML: Dopamine and non-dopamine psychoses. Psychopharmacol. 84/1, 138-140 (1984)

Gasic S, Grünberger J, Korn A, Oberhummer I, Zapotoczky HG: Biochemical, physical and psychological findings in patients suffering from cardiac neurosis. Neuropsychobiol. 13, 12-16 (1985)

Gattaz WF, Riederer P, Reynolds GP, Gattaz D, Beckmann H: Dopamine and noradrenalin in the cerebrospinal fluid of schizophrenic patients. Psychiat. Res. 8/4, 243-250 (1983)

Gebhardt RA, Pietzcker A, Strauss A, Stöckel M, Langer C, Freudenthal K: Skalenbildung im AMDP-System. Arch. Psychiatr. Nervenkr. 233, 223-245 (1983)

Glazer HI, Polorecky LA, Miller NE: Monoamines as mediators of avoidance escape behavior. Psychosom. Med. 37, 535-543 (1975)

Gomes UCR, Shanley BC, Potgieter L, Roux JT: Noradrenergic overactivity in chronic schizophrenia: evidence based on cerebrospinal fluid noradrenaline and cyclic nucleotide concentrations. Brit. J. Psychiat. 137, 346-351 (1980)

Gorman JM, Askanazi J, Liebowitz MR, Fyer AJ, Stein J, Kinney JM, Klein DF: Response to hyperventilation in a group of patients with panic disorder. Am. J. Psychiat. 41, 857-861 (1984)

Gorman JM, Fyer MR, Goetz R, Askanazi J, Liebowitz MR, Fyer AJ, Kinney J, Klein DF: Ventilatory physiology of patients with panic disorder. Arch. Gen. Psychiat. 45, 31-39 (1988)

Greenberg J, Pyszczynski T, Paisley C: Effect of extrinsic incentives on use of test anxiety as an anticipatory attributional defense: playing it cool when the stakes are high. J. Pers. Soc. Psychol. 47/5, 1136-1145 (1985)

Griez EJL, Lousberg H, van den Hout MA, van der Molen, GM: CO_2 vulnerability in panic disorder. Psychiat. Res. 20, 87-95 (1987)

Gyermek L: 5-Hydroxytryptamine antagonists. Pharmacol. Rev. 13, 399-439 (1961)

Hamilton M: Development of a rating scale for primary depressive illness. Br. J. soc. clin. Psychol. 6, 278-296 (1967)

Hamilton M: Diagnosis and rating of anxiety. Br. J. Psychiat. (special publication) 76-79 (1969)

Hamilton CA, Jones CR, Mishra N, Barr S, Reidl JL: A comparison of alpha-2-adrenoceptor regulation in brain and platelets. Brain Res. 347/2, 350-353 (1985)

Hare RD: Some studies of orienting and defensive responses. In: Spielberger Ch. D.and Sarason I.G. (eds.): Stress and anxiety 1, pp. 288-294. John Wiley & Sons, New York, London, Sydney, Toronto (1975)

Hart JD: Physiological responses of anxious and normal subjects to simple signal and non-signal auditory stimuli. Psychophysiol. 11/4, 443-451 (1974)

Helmchen H. (ed.): Das AMDP-System. Manual zur Dokumentation psychiatrischer Befunde. Springer Verlag, Berlin/Heidelberg/New York (1981)

Henauer SA, Gillespie HK, Hollister LE: Yohimbine and the model anxiety state. J. Clin. Psychiat. 45, 512-515 (1983)

Henry JP: Understanding the early pathophysiology of essential hypertension. Geriatrics 31, 59-72 (1976)

Hjemdahl P, Freyschuss U, Juhlin-Dannfelt A, Linde B: Differentiated sympathetic activation during mental stress evoked by the stroop test. Acta Physiol. Scand. Suppl. 527, 25-29 (1984)

Hökfelt T, Fuxe K, Goldstein M, Johansson O: Immunohistochemical evidence for the existence of adrenaline neurons in the rat brain. Brain Res. 66, 235-251 (1974)

Holmberg G, Gershon S: Autonomic and psychic effects of yohimbine hydrochloride. Psychopharmacol. 2, 93-106 (1960)

Holroyd KA, Westbrook T, Wolf M, Badhorn E: Performance, cognition, and physiological responding in test anxiety. J. Abn. Psychol. 87/4, 442-451 (1978)

Houtman ILD, Bakker FC: Stress in student teachers during real and simulated standardized lectures. J. Hum. Stress, 180-187 (1987)

ICD-9: Diagnosenschlüssel und Glossar psychiatrischer Krankheiten. 9. Revision. Springer Verlag, Berlin, Heidelberg, New York (1980)

Ingram CG: Some pharmacologic actions of yohimbine and chlorpromazine in man. Clin. Pharmacol. & Ther. 3/3, 345-352 (1962)

Jänig W: Das vegetative Nervensystem. In: Schmidt RF und Thews G. (Eds.): Physiologie des Menschen. Springer Verlag. Berlin, Heidelberg, New York (1980)

Kafka MS, van Kammen DP, Kleinman JE, Nurnberger JI, Siever LJ, Uhde TW, Polinsky RJ: Alpha-adrenergic receptor function in schizophrenia, affective disorders and some neurological diseases. Communications in Psychopharmacology 4, 477-486 (1980)

Kafka MS, van Kammen DP: Alpha-adrenergic receptor function in schizophrenia. Arch. Gen. Psychiat. 40/3, 264-270 (1983)

Kemali D, Del Vecchio M, Maj M: Increased noradrenaline levels in CSF and plasma of schizophrenic patients. Biol. Psychiat. 17/6, 711-717 (1982)

Kralik PM, Ho BT, Mathew RJ, Taylor DL, Weinman ML: Effects of adrenaline administration on platelet MAO of anxious and normal subjects. Neuropsychobiol. 8, 205-209 (1982)

Kyetnansky R, Weise VK, Kopin IJ: The origins of plasma epinephrine, norepinephrine and dopamine levels in stressed rats. In: Usdin E, Kopin IJ, Barchas J (eds.) Catecholamines: Basic and Clinical frontiers. Pergamon Press, New York, 684-686 (1979)

Lacey JI: Psychophysiological approaches to the evaluation of psychotherapeutic process and outcome. In: Rubinstein EA, Parloff MB (eds.) Research in Psychotherapy. Washington, D.C.: American Psychological Association (1959)

Lacey JI: Somatic response patterning and stress: Some revisions of activation theory. In: Appley, MH & Trumbull R (eds.) Psychological Stress. New York: Appleton Century Croft, 14-37 (1967)

Lacey JI, Lacey BC, Kagan J, Moss HA: The visceral level: Situational determinants and behavioral correlates of autonomic response patterns. In: Knapp PH (ed.) Expression of the Emotions in Man. New York: International Universities Press, 161-205 (1963).

Lader MH, Wing L: Physiological measures, sedative drugs and morbid anxiety. Maudsley Monograph No. 14. Oxford University Press, London, Oxford, 1980

Ladpli R: Galvanic skin reactions of chronic spinal cats. Am. J. Phys. Med. 41, 15-22 (1962)

Lake CR, Sternberg DE, van Kammen DP, Ballenger JC, Ziegler MG, Post RM, Kopin IJ, Bunney WE: Schizophrenia: Elevated cerebrospinal fluid norepinephrine. Science 207, 331-333 (1980)

Lake CR, Gullner HG, Polinski RJ, Ebert MH, Ziegler MG, Bartter FC: Essential hypertension: central and peripheral norepinephrine. Science 211, 955-957 (1981)

Lake CR, Chernow B, Feuerstein G, Goldstein D, Ziegler MG: The sympathetic nervous system in man: Its evaluation and the measurement of plasma NE. In: Ziegler MG and Lake CR (eds.) Norepinephrine, Williams and Wilkins, Baltimore 11-26 (1984)

Lake CR, Ziegler MG: Techniques for the assessment and interpretation of catecholamine measurements in neuropsychiatric patients. In: Lake CR, Ziegler MG (eds.) Catecholamines in Psychiatric and Neurologic Disorders. Butterworth Publishers, Boston/London 1-36 (1985)

Lambert GA, Lang WJ, Friedmann E, Meller E, Gershon S: Pharmacological and biochemical properties of isomeric yohimbine alkaloides. Eur. J. Pharmacol. 49, 39-48 (1978)

Lande SD: Physiological and subjective measures of anxiety during flooding. Behav. Res. Ther. 20, 81-88 (1982)

Lawler KA: Cardiovascular and electrodermal response patterns in heart rate reactive individuals during psychological stress. Psychophysiol. 17/5, 464-469 (1980)

Lazarus R: Psychological stress and coping in adaptation and illness. Int. J. Psychiat. Med. 5, 4-21 (1974)

Liebowitz MR, Fyer AJ, Gorman JM, Dillon D, Appleby IL, Levy G, Anderson S, Levitt M, Palij M, Davies SO, Klein DF: Lactate provocation of panic attacks. I. Clinical and behavioral findings. Arch. Gen. Psychiat. 41, 764-770 (1984)

Linnoila M, Ninan PT, Scheinin M, Waters RN, Chang WH, Bartko J. van Kammen DP: Reliability of norepinephrine and major monoamine metabolite measurements in CSF of schizophrenic patients. Arch. Gen. Psychiat. 40/12, 1290-1294 (1983)

Lykken DT, Venables PH: Direct measurement of skin conductance: A proposal forstandardization. Psychophysiol. 8, 656-672 (1971)

Maj M, Arena F, Volpe M, Kemali D: Noradrenaline levels in cerebrospinal fluid of drug-free and pimozide-treated schizophrenic patients. Acta Neurol. 5/6, 461-467 (1983)

Margraf J, Ehlers A, Roth WT: Sodium lactate infusions and panic attacks: A review and critique. Psychosom. Med. 48, 23-51 (1986a)

Margraf J, Ehlers A, Roth WT: Biological models of panic disorder and agoraphobia - A review. Behav. Res. Ther. 24/5, 553-567 (1986b)

Mason JW: Emotion as reflected in patterns of endocrine integration. I. Some theoretical aspects of psychoendocrine studies of emotion. In: Emotions - their parameters and measurements. In: Levi L, (ed.) Raven Press, New York, 143-181 (1975)

Mathew RJ, Ho BT, Kralik PM, Taylor DL, Claghorn JL: Catecholamines and monoamine oxidase activity in anxiety. Acta psychiat. scand. 63, 245-252 (1981)

Mathew RJ, Ho BT, Francis DJ, Taylor DL, Weinman ML: Catecholamines and anxiety. Acta psychiat. scand. 65, 142-147 (1982)

McKearney JW: Effects of clonidine on operant behavior and electric shock titration in the squirrel monkey: Effects of alpha-2-adrenoreceptor antagonism. Neuropharmacol. 22/6, 775-779 (1983)

Morrow GR, Labrum AH: The relationship between psychological and physiological measures of anxiety. Psychol. Med. 8, 95-101 (1978)

Müller Th, Hofschuster E, Kuss JJ, Welter D: A highly sensitive and precise radioenzymatic assay for plasma epinephrine and norepinephrine. J. Neural. Transm. 45, 219-225 (1979).

Müller-Spahn F, Ackenheil M, Albus M, May G, Naber D, Welter D, Zander K: Neuroendocrine effects of apomorphine in chronic schizophrenic patients under long-term neuroleptic therapy and after drug withdrawal: Relations to psychopathology and tardive dyskinesia. Psychopharmacol. 84, 436-440 (1984)

Müller-Spahn F, Ackenheil M, Albus M, Botschev C, Naber D, Welter D: Neuroendocrine effects of clonidine in chronic schizophrenic patients under long-term neuroleptic therapy and after drug withdrawal: Relations to psychopathology. Psychopharmacol. 88, 190-195 (1986)

Müller-Spahn F: Neuroendokrinologische Untersuchungen zur Stimulation dopaminerger und alpha-adrenerger Rezeptoren bei schizophrenen Patienten. Habilitationsschrift zur Erlangung des Grades eines habilitierten Doktors der Medizin an der Ludwig-Maximilians-Universität München, München (1987)

Naber D, Albus M, Bürke H, Müller-Spahn F, Münch U, Reinertshofer T, Wissmann J, Ackenheil M: Neuroleptic withdrawal in chronic schizophrenia: CT and endocrine variables relating to psychopathology. Psychiat. Res. 16/3, 207-219 (1985)

Neary RS, Zuckerman M: Sensation seeking, trait and state anxiety and the electrodermal orienting response. Psychophysiol. 13/3, 205-211 (1976)

Nesse RM, Cameron OG, Curtis GC, McCann DS, Huber-Smith MJ: Adrenergic function in patients with panic anxiety. Arch. Gen. Psychiat. 41, 771-776 (1984).

Neufeld RWJ: Evidence of stress as a function of experimentally altered appraisal of stimulus aversiveness and coping adequacy. J. Pers. Soc. Psychol. 33/5, 632-646 (1976)

Norman TR, Kimber NM, Judd FK, Burrows GD, McIntyre IM: Platelet ^{3}H-Rauwolscine binding in patients with panic attacks. Psychiat. Res. 22, 43-48 (1987)

Norusis MJ: Manual SPSS/PC+. SPSS Inc., Chicago (1988)

Orr SP, Pitman RK: Electrodermal psychophysiology of anxiety disorder: Orienting response and spontanous fluctuations. Biol. Psychiat. 22, 653-656 (1987)

Overall JE, Gorham DR: Brief Psychiatric Rating Scale. In: Guy, W. (ed.), ECDEU Assessment Manual for Psychopharmacology. Rev. Ed. Rockville, Maryland 157-169, (1976)

Papeschi R, Sourkes TL, Youdim MBH: The effect of yohimbine on brain serotonin metabolism, motor, behavior and body temperature of the rat. Eur. J. Pharmacol. 15, 318-326 (1971)

Peroutka SJ, U'Prichard DC, Greenberg DA, Snyder SH: Neuroleptic drug interactions with norepinephrine alpha-receptor binding sites in rat brain. Neuropharmacol. 16, 549-556 (1977)

Peroutka SJ, Snyder SH: Relationship of neuroleptic drug effects at brain dopamine, serotonin, alpha-adrenergic, and histamine receptors to clinical potency. Am. J. Psychiat. 137/12, 1518-1522 (1980)

Pitts FN, McClure JN: Lactate metabolism in anxiety neurosis. New Engl. J. Med. 25, 1329-1336 (1967)

Pohl R, Ettedgui E, Bridges M, Lycaki H, Jimerson D, Kopin I, Rainey JM: Plasma MHPG levels in lactate and isoproterenol anxiety states. Biol. Psychiat. 22, 1127-1136 (1987)

Post RM, Fink E, Carpenter WT, Goodwin FK: Cerebrospinal fluid amine metabolites in acute schizophrenia. Arch. Gen. Psychiat. 32, 1063-1069 (1975)

Rachman S, Hodgson R: Synchrony and desynchrony in fear and avoidance. Beh. Res. Ther. 12, 311-318 (1974)

Rainey M, Ettedgui E, Pohl B, Balon R, Weinberg P, Yelonek S, Berchou R: The ß-receptor: Isoproterenol anxiety states. Psychopathol. 17/3, 40-51 (1984 a)

Rainey JM, Frohman CE, Freedman RR, Pohl RB, Ettedgui E, Williams M: Specifity of lactate infusion as a model of anxiety. Psychopharmacol. Bull. 20/1, 45-49 (1984 b)

Rapee R, Mattick R, Murrell E: Cognitive mediation in the affective component of spontaneous panic attacks. J. Behav. Ther. & Exp. Psychiat. 17, 245-253 (1986).

Raskin M: Decreased skin conductance response habituation in chronically anxious patients. Biol. Psychol. 2, 309-319 (1975)

Raymond-Hamet: Sur un nouveau cas d'inversion des effects adrénolytiques. C.R. Séanc. Acad. Sci. 180, 2074 (1925)

Redmond DE, Huang YH: New evidence for a locus coeruleus-norepinephrine connection with anxiety. Life Sci. 25, 2149-2162 (1979)

Rice HE, Smith CB, Silk KR, Rosen J: Platelet alpha 2-adrenergic receptors in schizophrenic patients before and after phenothiazine treatment. Psychiat. Res. 12/1, 69-77 (1984)

Robinson JW, Whitsett SF, Kaplan BJ: The stability of physiological reactivity over multiple sessions. Biol. Psychol. 24, 129-139 (1987)

Robbins TW: Cortical noradrenaline, attention and arousal. Psychol. Med. 14, 13-21 (1984)

Roth WT, Telch MJ, Taylor CB, Sachitano JA, Gallen CC, Kopell ML, Mc-Clenahan KL, Agras WS, Pfefferbaum A: Autonomic characteristics of agoraphobia with panic attacks. Biol. Psychiat. 21, 1133-1154 (1986)

Sarafoff M, Davis L, Rüther E: Clozapine induced increase of human plasma norepinephrine. J. Neural. Transmission 46, 175-180 (1979)

Scatton B, Zivkovic B, Dedek J: Antidopaminergic properties of yohimbine. J. Pharmacol. Exp. Ther. 215, 494-499 (1980)

Schmauss M, Laakmann G, Dieterle D: Effects of alpha2 receptor blockade in addition to tricyclic antidepressants in therapy resistant depression. J. Clin. Psychopharmacol. 8/2, 108-111 (1988)

Schmit U, Linzmayer L, Saletu B, Grünberger J: Angst und Ärger: Psychobiologische Studien zur Frage der spezifischen angstlösenden Wirkung von Tranquilizern. Nervenarzt 55, 143-149 (1984)

Seppala T, Scheinin M, Capone A, Linnoila M: Liquid chromatographic assay for CSF chatecholamines using electrochemical detection. Acta Pharmacol. Toxicol. 55, 81-87 (1984)

Selye H: The stress of life. New York: McGraw-Hill (1956)

Snyder SH: Neurotransmitter and drug receptors in the brain. Biochem. Pharmacol. 24, 1371-1374 (1975)

Spielberger CD, Gorsuch R, Lushene RL: Manual for the state-trait anxiety inventory. Palo Alto, Calif.: Consulting Psychologists Press (1970)

Spinks JA, Siddle DAT: The effect of anticipated information on skin conductance and cardiac activity. Biol. Psychol. 20, 39-50 (1985)

Spitzer RL, Endicott J, Robins E: Research Diagnostic Criteria (RDC) for a selected group of functional disorders 3rd edition. New York State Psychiatric Institute Biometrics Res. (1975). (Dtsch Bearb durch Klein HE), Beltz, Weinheim

Stamps LE, Fehr LA, Lewis RA: Differential effects of state and trait anxiety on heart rate responses and reaction time. Biol. Psychol. 8, 265-272 (1979)

Starke K, Borowski E, Endo T: Preferential blockade of presynaptic alpha-adrenoceptors by yohimbine. Eur. J. Pharmacol. 34, 385-388 (1975)

Sternberg DE, van Kammen DP, Lake CR, Ballenger JC, Marder SR, Bunney WE: The effect of pimozide on CSF norepinephrine in schizophrenia. Am. J. Psychiat. 138/8, 1045-1051 (1981)

Strian F, Klicpera C: Anxiety in schizophrenic patients. Arch. Psychiat. Nervenkr. 233, 347-357 (1983)

Sulser F, Mobley PL: Regulation of central noradrenergic receptor function: New vistas on the mode of action of antidepressant treatments. In: Usdin E, Bunney WB, Davis JM (eds.) Neuroreceptors: Basic Clinical Aspects, New York, John Wiley & Sons Inc. pp. 55-83 (1981).

Swanson LW: The locus coeruleus: A cytoarchitectonic golgi and immunohistochemical study in the albino rat. Brain Res. 110, 39-56 (1976)

Taylor CB, Sheikh J, Agras WS, Roth WT, Margraf J, Ehlers A, Maddock RJ, Gossard D: Ambulatory heart rate changes in patients with panic attacks. Am. J. Psychiat. 143/4, 478-482 (1986)

Thyer BA, Papsdorf JD, Davis R, Vallecorsa S: Autonomic correlates of the subjective anxiety scale. J. Behav. Ther. Exp. Psychiat. 15/1, 3-7 (1984)

Tyrer PJ, Lader MH: Central and peripheral correlates of anxiety: a comparative study. J. Nerv. Ment. Disease 162/2, 99-104 (1976)

Tyrer PJ, Lee I, Alexander J: Awareness of cardiac function in anxious, phobic and hypochondriacal patients. Psychol. Med. 10, 171-174 (1980)

Uhde TW, Boulenger JP, Post RM, Siever LJ, Vittone BJ, Jimerson DC, Roy-Byrne PP: Fear and anxiety: Relationship to noradrenergic function. Psychopathol. 17/3, 8-23 (1984)

van den Hout MA, Griez E: Cognitive factors in carbon dioxide therapy. J. Psychosom. Res. 26, 209-214 (1982)

van Kammen DP, Antelman S: Impaired noradrenergic transmission in schizophrenia? Life Sciences 34, 1403-1413 (1984)

Venables PH, Christie MJ: Mechanisms, instrumentations, recording techniques and quantification of responses. In: Prokasy WF, Raskin DC (eds.) Electrodermal activity in psychological research. Academic Press, New York and London,1-24 (1973)

Villacres EC, Hollifield M, Katon WJ, Wilkinson CW, Veith RC: Sympathetic nervous system activity in panic disorder. Psychiat. Res. 313-321 (1987)

Wallin BG, Sundlof G, Eriksson BM, Dominiak P, Grobecker H, Lindblad LE: Plasma noradrenaline correlates to sympathetic muscle nerve activity in normotensive man. Acta Physiol. Scand. 111, 69-73 (1981)

Wang GH, Brown VW: Suprasegmental inhibition of an autonomic reflex. J. Neurophysiol. 19, 564-577 (1956)

Ward MM, Mefford IN, Parker SD, Chesney MA, Taylor CB, Keegan DL, Barchas JD: Epinephrine and norepinephrine responses in continuously collected human plasma to a series of stressors. Psychosom. Med. 45/6, 471-486 (1983)

Weinberger DA, Schwartz GE: Low-anxious, high anxious, and repressive coping styles: psychometric patterns and behavioral and physiological responses to stress. J. Abnormal Psychol. 88/4, 369-380 (1979)

Weiner N: Norepinephrine, epinephrine, and the sympathomimetic amines. In: Gilman AG, Goodman LS, Gilman A (eds.) The Pharmacological Basis of Therapeutics, ed. 6 New York, MacMillan Publishing Co. Inc. pp. 138-175 (1980)

Wilcott R: Arousal, sweating and electrodermal phenomena. Psychol. Bull. 67, 58-72 (1967)

Wilder J: Das "Ausgangswert-Gesetz", ein unbeachtetes biologisches Gesetz und seine Bedeutung für Forschung und Praxis. Zeitschr. Neurol. 137, 317-338 (1931)

Woods SW, Charney DS, McPherson CA: Situational panic attacks. Arch. Gen. Psychiat. 44, 365-375 (1987)

Woods SW, Charney DS, Goodman WK, Heninger GR: Carbon dioxid-induced anxiety. Arch. Gen. Psychiat. 45, 43-52 (1988)

Yamaguchi N: Evidence supporting the existence of presynaptic alpha adrenoceptors in the regulation of endogenous noradrenaline release upon hepatic sympathetic nerve stimulation in the dog liver in vivo. Naunyn-Schmiedeberg's Arch. Pharmacol. 321, 177-184 (1982)

Yeragani VK, Pohl R., Balon R, Sherwood P: Lactate infusions: the role of baseline anxiety and autonomic measures. Psychiat. Res. 22, 263-264 (1987 a)

Yeragani VK, Pohl R, Rainey JM, Balon R, Ortiz A, Lycaki H, Gershon S: Preinfusion heart rates and laboratory-induced panic anxiety. Acta psychiat. scand. 75, 51-54 (1987 b)

Zahn TP, Schooler C, Murphy DL: Autonomic correlates of sensation seeking and monoamine oxidase activity: using confirmatory factor analysis on psychophysiological data. Psychophysiol. 23, 521-531 (1986a)

Zahn TP: Psychophysiological approaches to psychopathology. In: Coles MGH, Donchin E, Porges SW (eds.) The Guilford Press, New York (1986b)

Zander U, Fischer B, Zimmer P, Ackenheil M: Longterm neuroleptic treatment of chronic schizophrenic patients: clinical and biochemical effects of withdrwal. Psychopharmacol. 73, 43-47 (1981)

Ziegler MG, Lake CR, Wood JH, Brooks BR, Ebert MH: Relationship between norepinephrine in blood and cerebrospinal fluid in the presence of a blood-cerebrospinal fluid barrier for norepinephrine. J. Neurochemistry 28, 677-679 (1977)

Sachverzeichnis